W0292265

Des mêmes auteurs, aux éditions Leduc.s

Eaux détox et petits bouillons magiques, 2016.
Ma bible de l'alimentation détox, 2015.
La détox, c'est malin, 2014.
Mes petites recettes magiques acido-basiques, 2014.
Mes petites recettes magiques détox, 2011.
Le grand livre de l'équilibre acido-basique, 2011.

Découvrez la bibliographie complète de Anne Dufour :
www.editionsleduc.com/anne-dufour

Retrouvez-la sur son blog :
biendansmacuisine.com

REJOIGNEZ NOTRE COMMUNAUTÉ DE LECTEURS !

Inscrivez-vous à notre newsletter et recevez chaque mois :
- des conseils inédits pour vous sentir bien ;
- des interviews et des vidéos exclusives ;
- des avant-premières, des bonus et des jeux !

Rendez-vous sur la page : ou scannez ce code :

http://leduc.force.com/lecteur

Découvrez aussi notre catalogue complet en ligne sur notre site : **www.editionsleduc.com**

Enfin, retrouvez toute notre actualité sur notre blog : **blog.editionsleduc.com**
sur notre page Facebook : **Leduc.s Éditions**

Maquette : Sébastienne Ocampo
Illustrations : Fotolia

© 2016 Leduc.s Éditions

17, rue du Regard
75006 Paris – France
E-mail : info@editionsleduc.com
ISBN : 979-10-285-0186-0
ISSN : 2427-7150

ANNE DUFOUR CATHERINE DUPIN

MON WEEK-END DÉTOX

Téléchargez
– Les fruits et légumes de saison
– Votre programme hebdo « juicing »
(p. 192).

POCHE
LEDUC.S

SOMMAIRE

INTRODUCTION	7
11 CHOSES À CHANGER DANS VOTRE VIE	23
LES 25 MEILLEURS ALIMENTS DÉTOX	57
5 WEEK-ENDS DÉTOX SUR MESURE VOTRE AGENDA DÉTOX DU WEEK-END HEURE PAR HEURE	63
TABLE DES MATIÈRES	183

INTRODUCTION

« Détox » est un diminutif de « détoxication ». Mais se détoxifier pour quoi faire ? Pour diverses raisons bien plus profondes, symboliques et larges que le simple fait de se « nettoyer ». Une détox, c'est pour retrouver la pêche, une bonne digestion, la joie de vivre, le sommeil, parfois même un sens à sa vie, cohabiter en toute harmonie avec soi-même, son environnement, ses proches. C'est éliminer tout ce qui est en trop, au sens le plus large, pour ce que les experts appellent « une bonne écologie intérieure ». Il ne s'agit donc en aucun cas de se décaper, se purger, se nettoyer jusqu'à ce que chaque cellule brille comme un sou neuf, mais plutôt de se remettre sur les rails pour que notre peau, nos intestins, notre vessie, notre cerveau, tout cela fonctionne au mieux. Sur un plan plus intellectuel et « méditatif », il s'agit aussi de prendre conscience. De quoi ? Mais de ce qui dicte et pollue nos vies justement, et qui visiblement ne vous convient pas très bien puisque vous feuilletez ce livre : chez certains ce peut être une hyper-consommation (on change de téléphone portable tous les ans, on s'offre un quatrième petit blouson en cuir parce qu'on n'avait pas cette couleur-là, on achète trop à manger du coup on jette, on croit qu'on ne peut pas se passer de ce pot de Nutella...). Chez d'autres, l'incapacité à prendre du recul, du temps, du bon temps, à faire les choses lentement et en les savourant. Chez d'autres encore, l'envie sourde de retrouver une vie plus simple et plus proche de la nature sans savoir exactement comment s'y prendre.

POURQUOI UNE DÉTOX ?

Pour :

- Une plus belle peau, sans boutons ni rougeurs.
- Un tonus XXXL.
- Un meilleur sommeil.
- Une digestion apaisée.
- Quelques rondeurs en moins (si vous répliquez vos 2 jours de programme détox tout au long d'une semaine : - 1,5 kg minimum garanti).

UNE DÉTOX, D'ACCORD MAIS QUAND ?

Le meilleur moment, c'est le vôtre :

- Quand vous en ressentez le besoin.
- Quand vous vous trouvez lourd, encrassé, fatigué, « au bout ».
- Après une période de fêtes (pas seulement de fin d'année !).
- Après une période de révisions ou de travail intellectuel intense et épuisant.

POURQUOI CES ALIMENTS-LÀ ?

Parce qu'ils ont fait la preuve de leur efficacité pour…

- Apporter des molécules purifiantes (chlorophylle, vitamines, fibres…) ou qui aident le système digestif (enzymes, probiotiques, prébiotiques…).
- Augmenter la diurèse (on fait davantage pipi).
- Faciliter le transit intestinal (on fait mieux caca).
- Drainer et évacuer.
- Aider à perdre du poids.

POURQUOI LE WEEK-END ?

En semaine, difficile de trier entre ce qui est bon et ce qui l'est moins, de refuser une réunion de travail sous prétexte qu'on « ne la sent pas », de bloquer ses mails parce qu'on « est submergé », de manger seul dans son coin parce qu'on ne veut pas avaler n'importe quoi à la cantine, bref : la semaine, les autres, la vie sociale, le rythme quotidien, parfois avec les enfants, le conjoint, des horaires « pas possibles », des réveils trop matinaux, des couchers trop tardifs... imposent généralement leur loi. Mais le week-end, c'est un espace à vous. Deux jours que, théoriquement, vous remplissez comme bon vous semble. Même s'il reste des impératifs, comme de garnir le frigo pour la semaine, acheter des baskets neuves pour le petit dernier ou appeler Tata Odette pour lui souhaiter sa fête, vous devez récupérer du temps pour vous. C'est un premier test tout simple : si vous n'y parvenez pas, c'est qu'il y a vraiment un problème de gestion du temps, de respect de vous-même, de hiérarchie des priorités.

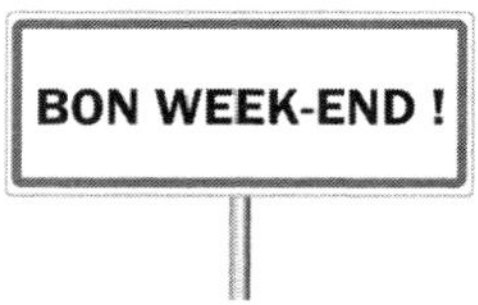

UN WEEK-END DÉTOX, ÇA SUFFIT ?

Oui !...

- Parce que ça fait déjà un bien fou.
- Parce que l'on voit les résultats immédiatement, souvent même dès la première journée.
- Parce que l'on a pris conscience que quelque chose n'allait pas et qu'il faut rectifier le tir.
- Parce qu'on découvre des recettes nouvelles, des rythmes différents, des automassages « exotiques » : une vraie aventure, comme un voyage en terre inconnue... : vous !
- Parce qu'une fois qu'on y a goûté, on va recommencer, c'est sûr. Pourquoi pas le week-end prochain ?
- Parce que l'idée est aussi de piocher, au fil des week-ends détox des petits gestes simples à mettre en place chaque jour de l'année, afin qu'ils deviennent des habitudes. Alors ce ne sont plus des gestes détox, mais tout simplement, des gestes d'hygiène de vie. Du bon sens, bien souvent !

... Mais non !

- Parce que 2 jours de détox sur 365 jours « polluants » de l'année, c'est évidemment déséquilibré.

- Parce que ce n'est pas en un week-end qu'on peut « nettoyer » une maison laissée à l'abandon le reste du temps.
- Parce que c'est ridicule. Si vous avez découvert que vous digériez mieux grâce à notre week-end « Digestion royale », allez-vous recommencer à manger des plats préparés et boire du soda « sans sucre », super-indigeste, dès lundi ? Cela n'aurait aucun sens.
- Parce qu'on ne peut pas s'occuper de tout en un week-end. Se lancer dans une détox digestive, cutanée, mentale, technologique... Prenez la détox de la peau par exemple : saviez-vous que dans une vie, chaque femme applique environ 500 kg de produits cosmétiques sur son visage et son corps ; 500 kg ! C'est énormissime. Si vous optez pour notre week-end détox beauté, c'est toute une refonte de la salle de bains et une conception différente de vos produits de soins au quotidien qu'il faut viser. Cela demande un peu de temps, de réflexion, de choix : est-ce que je choisis des produits classiques sans conservateurs, comme ceux fabriqués et conditionnés en milieu stérile, ou est-ce que je vais encore plus loin dans ma démarche et j'opte pour une simple huile végétale « à tout faire » ? Il en va de même pour chaque week-end. Ne passez pas à côté de l'aspect « réflexion » des programmes,

ils sont essentiels et conditionnent votre santé et votre bien-être de demain.

Le double cahier des charges d'un week-end détox est :
① *Éviter au maximum les polluants,* ceux que l'on respire, que l'on boit, que l'on mange : tabac, alcool, dépendances diverses à des substances intoxicantes.
② *Se débarrasser au maximum de ce qui encombre le corps* (et souvent l'esprit) : sucre, sel, gras, kilos en trop, résidus de pesticides et d'additifs, métaux lourds (plomb...), microbes, mauvaises habitudes/dépendances (relève systématique des mails, check des nouvelles publications sur Facebook, Instagram...). Plus symboliquement, faire peau neuve et chasser les pensées encombrantes, aussi.

PAUSE DÉTOX POUR TOUS !

Avez-vous besoin d'une pause détox ? Un week-end par exemple ? Les 5 symptômes qui ne trompent pas :
- Vous êtes fatigué mais vous dormez mal.
- Vous n'avez pas faim mais vous mangez trop/n'importe quoi.

- Vous avez envie de faire du sport mais pas l'énergie pour sortir du canapé.
- Vous avez plein de petites choses qui « ne vont pas » (mal au ventre, au dos, à la tête, boutons...) mais vous ne savez pas par quel bout commencer pour les régler.
- Vous êtes nauséeux mais vous buvez des boissons sucrées ou mâchez du chewing-gum toute la journée.

DU COUP DE FATIGUE AU « FARDEAU TOXIQUE* »

Mais ne vous méprenez pas. La détox n'est pas seulement conseillée pour éliminer un « petit coup de mou » ou un abus de repas festifs. Détoxifier son organisme est une réalité de chaque instant pour l'organisme, lequel doit absolument s'auto-nettoyer pour ne pas crouler et s'auto-intoxiquer sous les déchets. Et puis les spécialistes soupçonnent de plus en plus les polluants de tous types d'être impliqués dans la plupart des maux qui nous pourrissent la vie, au sens propre comme au figuré : la fatigue, bien sûr, mais aussi l'hyperperméabilité intestinale (= « intestin poreux »), les intolérances alimentaires et même les allergies,

---

* Ne pas confondre avec le *syndrome toxique,* une terminologie médicale propre à l'industrie chimique, ni avec le *syndrome du choc toxique,* une urgence médicale.

les maladies auto-immunes, un nombre faramineux de cancers (peut-être 80 %, voire plus), l'hyperactivité des enfants et des adultes (pas toujours bien diagnostiquée d'ailleurs), les inflammations, l'obésité... On pourrait continuer ainsi la liste longtemps, car il s'agit en réalité de ce que de plus en plus d'experts appellent « le fardeau toxique », imprégnation régulière/quotidienne « d'une soupe » de molécules chimiques néfastes, même à faible dose, comme nous la vivons tous, et qui s'exprime de façon plus discrète et polymorphe (= sous de multiples visages).

LE GRAND MÉNAGE INTÉRIEUR

Quand on pense « détox », on pense souvent « adieu kilos ». Pourtant, la détox, c'est bien plus que cela. C'est une invitation à faire le ménage. Sur un plan strictement physiologique, il s'agit de traquer tout ce qui encombre le corps. Excès de sel, d'eau, de gras... tout doit disparaître ! Mais plus largement, il s'agit de s'alléger corps et âme. Cela passe par un emploi du temps revu et allégé, une cuisine saine et toute simple, toute légère, une maison moins encombrée, des pensées plus claires : adieu fouillis, bazar en tout genre, troubles digestifs de surcharge, maux de tête liés aux excès, problèmes de peau consécutifs aux difficultés du corps à se nettoyer, nids à poussières aux sens propre et figuré. L'opération « grand nettoyage » permet d'être vous, en mieux : vous n'êtes pas une poubelle ! Alors pourquoi mettre n'importe quoi dedans ? Tabac, alcool, sucreries, stress, polluants inhalés (tabac), respirés (air vicié, peinture...), plats préparés aux additifs, édulcorants à l'innocuité santé incertaine, médicaments divers, pilule... La liste de ce que nous « digérons » au sens large est interminable. Et il n'y a pas que les aliments et les polluants ! Il y a aussi les mauvaises nouvelles, les petites trahisons du quotidien, les images chocs au journal télévisé, la surabondance d'informations (mails, Facebook, téléphone, messages audio, sms, tweets, radio, télévision, presse...), les molécules cosmétiques (gel douche, crème hydratante, maquillage...). Eh oui ! vous n'aviez pas envisagé vos gels douche, shampooings et cosmétiques sous cet angle, n'est-ce pas ? Pourtant ce sont de grands pourvoyeurs de molécules toxiques.

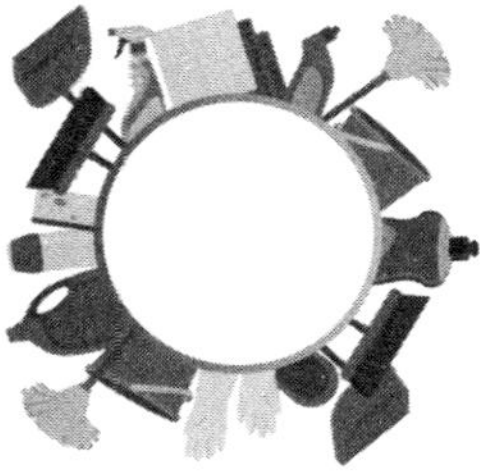

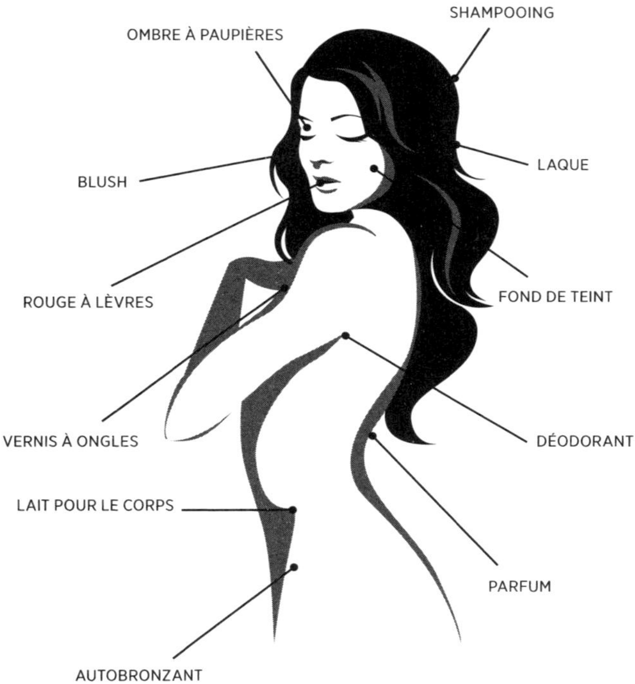

Tout cela nous pénètre. Mieux vaut donc faire sortir cet excès de polluants, d'infos, d'émotions, de sucre, de gras… tout ce qui nous surcharge ! Le temps d'un week-end sur mesure, soufflez en adoptant la détox-attitude dans chacun de vos gestes. Boire un grand verre de green smoothie de la main gauche n'a aucun sens si la droite allume une cigarette ! Pensez global, pensez cohérent.

Inutile de focaliser sur tel ou tel polluant : c'est l'ensemble de cette soupe « intox » qui nous alourdit, nous met en danger. C'est pourquoi les week-ends détox de ce livre font la part belle à l'alimentation, mais pas seulement.

AVEZ-VOUS BESOIN D'UN WEEK-END DÉTOX ?

Vous aviez des doutes depuis la page 8. Mais maintenant, vous allez en avoir le cœur net. La réponse dans 1 minute, à l'issue de ce mini-test simple mais efficace :

MINI-TEST À REMPLIR SANS RÉFLÉCHIR

Je suis fatigué tout le temps.

Oui ❑ **Non ❑**

Comme je suis crevé je bouge moins, je prends du poids.

Oui ❑ **Non ❑**

Je me sens nauséeux, lourd, « encrassé ».

Oui ❑ **Non ❑**

Je digère mal, lentement. J'ai mal au ventre, des ballonnements.

Oui ❑ **Non ❑**

Je suis hypersensible aux produits chimiques (parfums, produits ménagers, odeurs fortes chimiques de tout type).

Oui ❑ **Non ❑**

Je suis constipé.

Oui ❑ **Non ❑**

J'ai l'impression d'être fragile, vulnérable aux microbes.

Oui ❑ **Non ❑**

Quand j'attrape un microbe, ça traîne.

Oui ❑ **Non ❑**

J'ai des petits boutons, des plaques sur la peau, des allergies sans cesse (rhume des foins, crises d'asthme...).

Oui ❑ **Non ❑**

J'ai souvent mal à la tête.

Oui ❑ **Non ❑**

Je sais que mon alimentation est trop grasse, trop sucrée, trop alcoolisée, je suis en surpoids et j'ai des problèmes métaboliques : trop de cholestérol, trop de tension, trop d'urée (crises de goutte...).

Oui ❑ **Non ❑**

Vous dites oui à...

0 de ces propositions : reposez ce livre, vous n'en avez pas besoin ! Une bonne nuit de sommeil, quelques jours au calme et au repos digestif, et vous repartirez comme en 40.

1 à 3 de ces propositions : reportez-vous à notre week-end « Mon premier week-end détox » (p. 75).

5 de ces propositions : nos week-ends détox thématiques vous feront le plus grand bien. Choisissez le plus « urgent » en premier, ne mixez pas les week-ends entre eux : vous en suivrez un autre la semaine prochaine !

6 à 11 de ces propositions : ouh là là ! Notre conseil : enchaînez plusieurs week-ends détox, au moins sur 1 mois (donc 4 week-ends détox d'affilée). À votre place, on répliquerait même les programmes, soit un week-end x 2 (= samedi, dimanche, lundi, mardi).

COMMENT LE CORPS SE DÉTOXIQUE ? (MÉCANISMES PHYSIOLOGIQUES DE DÉTOXICATION)

La détox est un ensemble de réactions biochimiques qui se déroulent dans un ordre précis à l'intérieur du corps.

- *Lors de la phase 1,* l'organisme transforme certaines substances « non éliminables » en molécules « éliminables ». Techniquement, il rend solubles certaines molécules toxiques insolubles, permettant ainsi leur élimination notamment dans les urines.

- *En phase 2,* le corps combine ces toxiques devenus solubles avec des substances qui les piègent, afin d'éliminer le tout. En plus, le fait d'accoler les toxiques à des « non-toxiques » rend les toxiques... moins toxiques.
- *En phase 3,* il évacue : tout doit disparaître !

En résumé, faire une détox, c'est solubiliser des polluants qui, sinon, restent nichés dans le corps, bien au chaud dans notre tissu graisseux. Comme la poussière sous le tapis ! Puis évacuer le tout par les urines, les selles et la transpiration.

Cette solubilisation se passe en majeure partie dans le foie, où il se déroule un nombre fascinant d'opérations. Mais aussi un peu dans le rein et l'intestin. Ces opérations ont lieu grâce à une armée d'enzymes, petites mains industrieuses de la détox. Ces enzymes sont modulées par plein de choses, en particulier certaines substances toxiques déclenchent elles-mêmes des opérations de détoxication. Le corps n'est-il pas incroyablement bien fait ?

11 CHOSES À CHANGER DANS VOTRE VIE

La détox passe par des choses simples à comprendre et à mettre en place. C'est avant tout une question de motivation ! Voici les 11 incontournables pour purifier son corps et sa tête, et détoxifier son organisme.

CONSEIL DÉTOX N° 1 : ALLÉGEZ VOTRE ALIMENTATION

Notre alimentation est trop riche en protéines, en graisses, en sucres divers, en additifs, en alcool, que notre organisme passe un temps incroyable à digérer et trier.

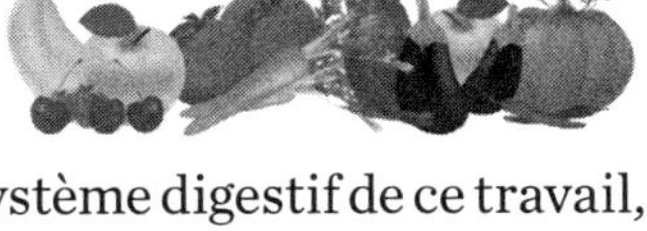

POURQUOI ?

En soulageant notre système digestif de ce travail, ne serait-ce qu'une journée, notre corps tourne immédiatement son énergie – phénoménale heureusement – vers des tâches qu'il n'a jamais le temps d'accomplir : faire le ménage en interne, se réparer, bref, faire sa maintenance. Vous allez vous sentir tellement bien « sans » pendant ce week-end détox... Cela aide à réfléchir à de meilleurs choix alimentaires pour la suite.

COMMENT ?

En articulant vos menus autour...

- *Des fruits, des légumes, sous toutes leurs formes :* crudités, cuidités, légumes et fruits cuits, en purée, vapeur, à l'étouffée...
- *Des fruits exotiques frais* (ananas, mangue, pitaya, goyave, ramboutan, litchi, kaki...).
- *Des bouillons détox et autres soupes bien chaudes* quand il fait froid. Rien de plus riche en minéraux, rien de plus sain ni de plus réconfortant.
- *Des soupes froides.* Les soupes froides d'été n'ont rien à envier à leurs cousines chaudes d'hiver : désaltérantes, rafraîchissantes tel un climatiseur, crues, elles contiennent encore plus de vitamines, et aucune enzyme détruite par la chaleur ! Et, bien sûr, toujours autant de minéraux... Revers de la médaille : crus, les légumes sont moins digestes que cuits. Méfiez-vous particulièrement du poivron et de l'oignon (mais mixés, ils passent mieux).

- *Des jus verts,* très très verts, pour faire le plein de chlorophylle et de minéraux détox.
- *Des eaux infusées* (eaux détox).
- *Du poisson détox* (peu susceptible d'être contaminé aux métaux lourds) : cabillaud, colin d'Alaska, daurade, hareng, lieu jaune, saumon du Pacifique, maquereau, sardine, visez 300 grammes, soit 3 « poissons » par semaine, parmi ces bons élèves. Limitez : thon, espadon, anguille, raie, lotte (150 grammes maxi/semaine).
- *Des fruits de mer réputés « non contaminés » :* moules (crues ou cuites en marinière), bigorneaux, praires, couteaux… Crabes et huîtres (150 grammes maxi/semaine).
- *De la volaille* (dinde, poulet) bien élevée.
- *Un peu de bœuf maigre* (faux-filet, filet, steak).
- *Un peu de porc* (filet).
- *Des œufs bio* ou enrichis aux oméga 3.
- *Des céréales, des légumineuses, des noix.*
- *Des graines entières germées ou non,* de préférence sans gluten (quinoa, millet, sarrasin…).
- *Des épices, des herbes aromatiques.*
- *Des superaliments détox* comme la spiruline ou l'aloe vera.
- *Des « bonnes » huiles végétales :* d'olive, de noix, d'avocat.

- *Des choux* (Bruxelles, kale...), des navets et autres légumes racines.
- *Des aliments lactofermentés,* si possible maison et pas trop salés (cornichons, pickles...).
- *Du miel, du sirop d'érable.*

Vous oubliez pour le week-end

- *Charcuterie*
- *Plats en sauce*
- *Viande grasse*
- *Frites*
- *Céréales raffinées* (pâtes blanches, pain blanc, riz blanc)
- *Sauces toutes prêtes* (vinaigrette, ketchup, mayo...)
- *Fromage*
- *Sucreries*
- *Desserts lactés, crèmes glacées.*
- *Préparations industrielles* (on ne veut avaler aucun additif, rappelez-vous !)

CONSEIL DÉTOX N° 2 : BUVEZ BEAUCOUP, BEAUCOUP !

Carafe, Thermos, verre, mug... sortez vos plus beaux récipients à boissons, dépoussiérez-les si besoin, rendez-les nickel et attractifs. Ils vont drôlement vous servir pendant votre week-end détox.

POURQUOI ?

Rappel du but de la détox = éliminer. Et pour éliminer, il faut drainer, entraîner vers la sortie. Donc, boire.

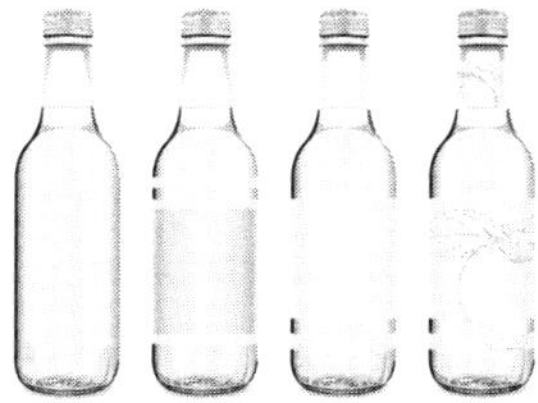

COMMENT ?

En buvant beaucoup pendant ET hors des repas

- *De l'eau !* De l'eau, de l'eau ! Plate ou pétillante, peu importe.
- *De la citronnade maison,* pas celle du commerce, sucrée.
- *Des jus de fruits* (au blender ou à la centrifugeuse).
- *Des jus d'orange, de citron, de pamplemousse* (au presse-agrumes).
- *Des smoothies.*
- *Des soupes froides.*
- *Des tisanes et infusions* diverses.
- *De l'eau de concombre* et autres eaux infusées.
- *Des bouillons détox super-allongés.*
- *Du thé léger,* faible en caféine.
- *Du « thé rouge »* (rooibos).
- *De l'infusion d'hibiscus.*

La black-list

- *L'alcool.* Il n'y a pas pire. Ex aequo avec le tabac. L'un comme l'autre sont les ennemis jurés de la détox. Black-listez-les.
- *Les sodas,* avec ou sans sucre : les « light » ne valent pas mieux. Les boissons énergisantes, qui cumulent sucre/faux sucre et caféine sont encore pires.
- *Les jus de fruits industriels.* On est loin, très très loin du fruit frais. Ne vous laissez pas abuser par les packagings ultra-vendeurs, en fait ne passez même pas dans le rayons « jus de fruits », considérez-le comme celui des sodas, même si nous sommes d'accord, ils sont moins pires. Mais moins pires ne veut pas dire fréquentables malgré tout.
- *L'eau aromatisée industrielle,* même si l'étiquette sur la bouteille promet qu'elle est incroyablement pure et sans sucre.
- *Le sirop.* Du sucre, des colorants et autres additifs, il n'y a rien d'autre dedans. Rien d'intéressant, donc, passez votre chemin.
- *Des soupes instantanées :* sachets de soupes déshydratées, boissons au distributeur du bureau ou sur l'autoroute, toutes ces soupes sont particulièrement salées et bourrées d'additifs, c'est à pleurer.

- *Du café.* Éviter la caféine est un basique détox car elle fouette les neurones alors que l'on cherche au contraire l'apaisement. Même punition pour les sodas caféinés (genre Coca, Pepsi...), boissons énergisantes et même le maté.
- *Du thé trop riche en théine* (= caféine). Même problème que le café. Et attention aux thés de mauvaise qualité, vous risquez de vous retrouver avec une piscine à pesticides dans votre tasse. Pas très détox !

CONSEIL DÉTOX N° 3 : CHOUCHOUTEZ VOS INTESTINS ET VOTRE FLORE INTESTINALE

Qui dit intestins dit transit intestinal, c'est-à-dire élimination des selles, donc de toxiques. Aussi, une bonne santé intestinale passe par un bon transit : ni diarrhées, ni constipation. Mais il y a autre chose. La flore intestinale – ces colonies de bactéries qui habitent nos intestins – est d'une extrême importance pour la gestion des polluants. Déjà, elle élimine les levures et autres parasites car il s'agit pour elle d'éviter sa propre invasion par des indésirables (candidose intestinale). Mais de plus, elle neutralise un nombre incroyable de molécules toxiques, comme les résidus d'antibiotiques, de nitrates, de pesticides, elle piège les métaux lourds (effet chélation), « avale » et « bloque » énormément de substances cancérigènes qui, sans son concours, ne demandent qu'à entreprendre une escalade menant à un cancer.

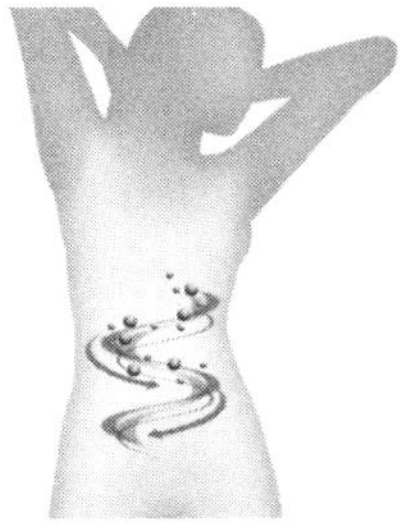

POURQUOI ?

La flore intestinale est une énorme usine de retraitement des déchets toxiques, et en plus la « ligne de la dernière chance » pour éviter qu'un polluant entre dans notre organisme. Elle est donc tout aussi importante à choyer que le foie. A contrario, une flore intestinale en mauvais état fait mal son travail de « barrage » et risque de laisser passer dans la circulation sanguine tout un tas d'éléments toxiques qui ne devraient surtout pas y être. Résultat : des allergies, des intolérances alimentaires (l'un des premiers signes d'une dysbiose = flore intestinale déséquilibrée), des maladies auto-immunes, des troubles digestifs (mais pas toujours !)... Lorsqu'un déséquilibre de la flore est avéré, une supplémentation à l'aide de compléments alimentaires est nécessaire (comprimés ou sachets de probiotiques). Ce qu'il faut bien comprendre c'est que tout comme avec le foie, si votre intestin et votre flore intestinale ne fonctionnent pas correctement, rien ne peut fonctionner correctement dans votre corps, et surtout pas votre système détox.

COMMENT ?

- *La flore intestinale (et l'intestin, et même l'ensemble du système digestif) raffole des week-ends détox, et de l'alimentation détox en général :* riche en végétaux (surtout pour les fibres), en prébiotiques (des fibres spéciales, naturellement présentes dans les champions détox de notre abécédaire des aliments) et en probiotiques (des bactéries amies que l'on trouve essentiellement dans les aliments lactofermentés, comme le yaourt, la choucroute...), elle ne peut que séduire nos hôtes bactériens.
- *Votre système digestif réceptionne tout ce que vous avalez* (aliments, boissons, médicaments, « poisons », tasse d'eau chlorée à la piscine...) et opère un tri impitoyable entre ce qui peut rester en vous et ce qui doit absolument être évacué. Une détox mécanique de haut vol, qui vous sauve la vie presque à chaque repas voire à chaque minute. Il faut donc toujours veiller à ce que l'ensemble du tube digestif soit opérationnel.
- *Passez un week-end « Détox digestion royale »* (p. 95).

- *L'estomac doit être très acide,* c'est la seule façon de détruire bon nombre de microbes. Donc attention aux médicaments antiacides en cas de brûlures gastriques, ils soulagent peut-être de manière passagère, mais ne sont certainement pas une solution aux douleurs chroniques. Revoyez vos erreurs alimentaires pour éviter les brûlures, c'est mieux.
- *La flore intestinale doit être très « en forme ».* Soyez attentif à son déséquilibre à cause des antibiotiques, des médicaments anxiolytiques, de la malbouffe. Corrigez-les et, mieux encore, prévenez-les en adoptant l'alimentation la plus variée et la plus riche en fibres possible.
- *Le foie doit être opérationnel :* zéro alcool, le moins possible de graisses cuites, de sucre, de sel.
- *Consommez une grande quantité de légumes verts, de fruits.* Chaque jour, à chaque repas.

CONSEIL DÉTOX N° 4 :
FAITES LE PLEIN DE CHLOROPHYLLE

Les plantes ont ceci de fascinant : elles restent là, sans bouger, sans rien faire, apparemment paresseuses et indolentes. Et pourtant elles se nourrissent, au prix de trésors d'ingéniosité et, sans doute, d'énergie, pour réaliser cet exploit dont nous sommes bien incapables : transformer la lumière en sucre, donc en nourriture. Cela grâce à la chlorophylle.

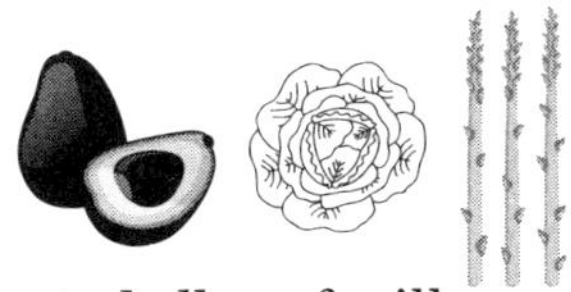

POURQUOI ?

Le mot chlorophylle vient du grec *chloros* « vert pâle » et *phyllon* « feuille ». Ce sang vert détox, qui circule dans ses feuilles, la plante s'en sert pour se nourrir (photosynthèse), mais aussi contre les moisissures. Sa structure ressemble au sang humain, c'est pourquoi on la surnomme souvent « le sang vert ». Différence majeure : l'atome central du sang est le fer, celui de la chlorophylle, le magnésium. Si le sol manque de magnésium, le végétal ne sera pas très vert (déficit de magnésium = déficit de chlorophylle), comme anémié ! Tous les végétaux renferment de la chlorophylle, mais certains beaucoup plus que d'autres. Sans elle, nous ne serions pas là : la terre doit son équilibre gazeux à la chlorophylle. Cette dernière a ceci de magique : elle capte l'énergie solaire pour la transformer en énergie vitale. Un bien infiniment précieux, le plus précieux de tous !

Purifiante, détoxifiante, alcalinisante, antioxydante, la chlorophylle est une perfusion de sang vert et neuf, censé nous fournir toute la vitalité de la plante. Elle booste la circulation sanguine, dilate nos vaisseaux sanguins. C'est également une grande amie de la flore intestinale, s'opposant aux ballonnements et autres mycoses, candidoses. Elle lutte avec tant de brio contre la prolifération bactérienne qu'on l'a même employée, pure, comme déodorant corporel (pour une meilleure haleine, on mâche du persil ; pour des aisselles fraîches, on consomme plus de légumes verts, etc.). En favorisant notre grand ménage intérieur, elle nous procure une belle vitalité, un teint frais, soulage constipation, inflammations diverses et douleurs d'arthrite. De récentes études montrent qu'elle possède même un léger effet immunitaire et pourrait participer à la prévention anticancer en empêchant l'absorption de molécules cancérigènes au niveau intestinal. N'oublions pas que le foie est la plus grande manufacture métabolique du corps : quand il patine, c'est tout l'organisme qui trinque ! Les spécialistes recommandent de consommer au moins une fois par jour une portion de légumes verts crus (riches en chlorophylle) et d'alterner dans la semaine.

COMMENT ?

En dévorant des végétaux riches en chlorophylle :

- Épinard
- Pissenlit

- Avocat
- Asperge verte
- Artichaut
- Brocoli et autres choux verts
- Cresson
- Plantes aromatiques (ciboulette, menthe, romarin, thym, ortie, basilic, persil...)
- Kiwi (vert)
- Petits pois (chlorophylline)
- Thé vert (pas trop non plus, garde à l'excès de théine !)

Remarque : la chlorophylle est fragile et instable, elle disparaît vite, notamment à l'air et à la cuisson. Sa cousine, la chlorophylline, est plus « costaude » et elle possède des propriétés déodorantes (à prendre par voie interne) et potentiellement anti-cancer étonnantes.

CONSEIL DÉTOX N° 5 : MANGEZ DES ENZYMES

Les enzymes sont des substances indispensables à la vie. En fait, grâce à elles, la vie est possible. Ouvrières infatigables, étincelles d'énergie, productrices d'énergie même, elles sont impliquées dans toutes les réactions métaboliques et chimiques de notre organisme, de la pensée à la reproduction en passant par la digestion : on les appelle des catalyseurs biologiques, c'est-à-dire qu'elles accélèrent les échanges et les réactions métaboliques de manière à les rendre viables. Sans elles, les matériaux comme les protéines, les os, les cellules seraient inertes et nous ne pourrions survivre ne serait-ce qu'une seule seconde. Un peu comme si nous disposions de tout le matériel nécessaire pour faire une voiture, volant et housses de sièges compris, mais sans ouvrier qualifié pour monter les pièces, l'auto ne risque pas de rouler.

POURQUOI ?

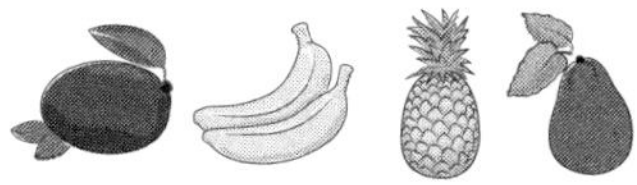

Notre corps a un besoin vital d'enzymes, et le système enzymatique est à la base du processus détox. Il en fabrique une grande partie, ce sont les enzymes métaboliques. Il en importe d'autres, ce sont les enzymes d'origine alimentaire. Parmi les 3 000 enzymes de notre corps, à l'origine de plus de 7 000 réactions enzymatiques, certaines sont dites « systémiques » : elles ne se cantonnent pas à une seule activité, par exemple digestive, mais ont plusieurs casquettes. Ainsi, la bromélaïne de l'ananas aide à digérer, mais est aussi fortement anti-inflammatoire, donc diminue l'inflammation, l'enflure et la douleur en cas de rhumatismes ou de gros chocs, par exemple un accident de sport ou de voiture. Quant à la papaïne de la papaye, elle est employée depuis longtemps pour diminuer la fièvre ou fluidifier le sang, y compris en extrait dans des médicaments administrés à l'hôpital.

Manquer d'enzymes digestives, c'est à coup sûr mal digérer. Ainsi, quand on manque de lactase, on ne peut pas digérer le lactose du lait : on est intolérant aux produits laitiers. Quand on manque de fructose-1-phosphate aldolase, on ne peut pas digérer le fructose, donc les fruits et le miel sont totalement à exclure dans l'alimentation, sous peine de réactions graves. Par ailleurs, n'oublions pas que digérer, c'est rendre les nutriments des aliments exploitables. Mal digérer, c'est priver en partie l'organisme de ces nutriments auxquels il a droit. Or, plus on avance en âge, moins le corps produit d'enzymes (jusqu'à 30 fois moins en fin de vie qu'au début), plus il doit donc en puiser dans les aliments. Car moins d'enzymes, en dehors de générer des troubles digestifs flagrants (on digère moins bien les graisses, les protéines, les sucres, on ballonne, les aliments, mal digérés, fermentent, etc.), c'est aussi l'assurance de moins bien éliminer les déchets, de laisser les graisses s'accumuler et se stocker (surpoids, élévation du taux de cholestérol), etc.

Présentes en grande quantité dans les végétaux crus ou très peu cuits (les enzymes sont détruites au-delà de 45 °C pour la plupart, 70 °C pour certaines très résistantes), les enzymes des fruits et légumes nous permettent précisément de les digérer. Car si l'organisme fabrique lui-même de nombreuses enzymes digestives (la protéase pour digérer les protéines, la lipase pour digérer les graisses, l'amylase pour digérer les sucres, etc.), il est toujours friand des enzymes présentes dans les aliments : c'est toujours cela de moins à produire soi-même ! Selon les spécialistes, les enzymes végétales sont plus « intéressantes » que celles d'origine animale car, à l'aise dans tous les milieux et pH, elles supportent généralement mieux l'acidité de l'estomac, qui ne fait que les inactiver temporairement : la plupart d'entre elles parviennent à se réactiver dans le petit intestin, poursuivant là encore leur travail de digestion. Malheureusement, si l'on ne mange jamais de crudités, on est sûr de ne pas fournir son « quota » d'enzymes alimentaires à l'organisme. Résultats : troubles digestifs variés, taux de cholestérol qui grimpe, problèmes métaboliques (gestion plus difficile de la glycémie par exemple), et même mauvaise haleine, due à une digestion ralentie.

COMMENT ?

En dévorant les aliments les plus riches en enzymes

- Fruits et légumes crus
- Jus de fruits et de légumes fraîchement pressés
- Céréales, graines germées
- Graines (anis, fenugrec...)
- Noix, noisette
- Gingembre
- Ananas, papaye
- Avocat
- Banane
- Mangue
- Aliments lactofermentés (choucroute crue...)
- Herbes aromatiques

CONSEIL DÉTOX N° 6 : FAITES VOS COURSES CORRECTEMENT (LA DÉTOX COMMENCE ICI !)

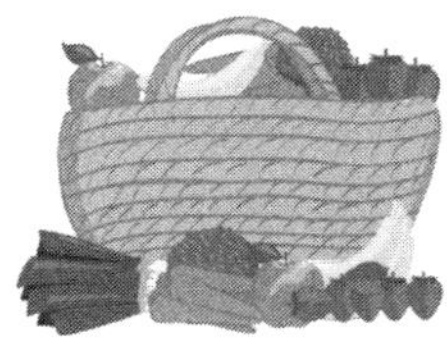

Vous avez infiniment plus de chances de trouver des aliments détox sains, simples, bruts, naturels au marché qu'en grande surface. Ou plutôt, dit autrement : il n'y a qu'en grande surface que vous trouverez des produits industriels, nantis d'additifs et ingrédients polluants dont on ne veut en aucun cas pour nos week-ends détox.

POURQUOI ?

Donc, si vous savez vous contenter du rayon « fruits et légumes frais », « poissonnerie fraîche » (avec un poissonnier dedans qui mettra le poisson dans le papier ou lèvera les filets sous vos yeux), et « boucherie fraîche » (avec un boucher dedans qui coupera la viande sous vos yeux), le supermarché reste envisageable. Mais d'une manière générale, mieux vaut vraiment aller faire vos courses chez les marchands de fruits et légumes, à la poissonnerie, à la boucherie… ou au marché, donc. Internet peut aussi être une solution, de plus en plus de sites proposant une livraison ou un envoi « du producteur au consommateur », un circuit court, donc, aux antipodes encore une fois du supermarché. À vous de voir.

COMMENT ?

- *Respectez les saisons.* C'est le meilleur moyen de manger les bons végétaux au bon moment : leur composition est appropriée à la saison, par exemple les fruits les plus riches en eau et les plus rafraîchissants, tels que la pastèque et le melon, sont disponibles en été. Ils sont aussi au meilleur prix, au top de la saveur et à parfaite maturité, donc bourrés d'éléments bénéfiques.
- *Diversifiez :* chaque fruit et légume apporte des éléments différents.

- *Les oignons, les fines herbes et l'ail* doivent devenir des réflexes.
- *Ne négligez pas les fruits exotiques,* souvent très concentrés en substances antioxydantes. Pour se protéger des rayons du soleil, ils passent leur temps à fabriquer des vitamines dont notre organisme est particulièrement friand.

De retour à la maison

- *Cessez de tout éplucher.* C'est une manie ou quoi ? Sinon attendez le dernier moment (pas d'avance pour la semaine) et si ensuite vous coupez en tranches ou en petits cubes, ne soyez pas trop minutieux. Plus les végétaux sont détaillés finement, plus la surface d'échange avec l'air s'agrandit, plus les vitamines s'envolent.
- *La cuisson vapeur, l'essayer c'est l'adopter.* Mijotage (soupe) et wok sont aussi recommandables. Friture, four, gril, Cocotte-Minute et micro-ondes nettement moins pour le quotidien...
- *Ne laissez pas tremper les fruits et légumes* dans l'eau (salade, fraises...) : ils y perdent leurs minéraux.
- *Le tiers voire la moitié de vos végétaux* devraient être consommés crus si possible : carottes râpées, salade verte, pomme et raisin à la croque...

- *Consommez différentes parties végétales :* racines (navet, carotte), graines (haricots, soja), feuilles (salade, épinard), fruits (courgette, avocat) apportent des éléments nutritionnels complémentaires.
- *Plus le légume reste proche de son état naturel et plus il cuit rapidement, plus il conserve ses vitamines, ses minéraux.* À l'inverse, plus il est taillé, cuit, frit, sauté, réchauffé, plus il y « perd des plumes ».
- *Les préparations de type purée déshydratée en flocons, les frites, les chips ou les pâtes* sont strictement interdites en week-end détox.
- *Rien n'est meilleur qu'un fruit frais en fin de repas.* Une étude souligne qu'en préférant un fruit à tout autre dessert, on aide à mieux prévenir le cancer, les maladies cardiaques, et qu'on fait même reculer la mortalité. Croquer avec gourmandise dans une belle pomme ou laisser fondre en bouche un cube de mangue, c'est bon de se faire du bien. Donc, privé de dessert, d'accord, mais pas privé de fruit.
- *Si vous digérez mal les fruits crus* (ballonnements, gaz...), deux solutions : faites-les cuire ou mangez-les à distance des repas. Soit ½ heure avant, soit au moins 2 heures après. Et méfiez-vous des agrumes (oranges, clémentines...) en fin de repas.

- *Ne sucrez jamais les fruits, surtout en week-end détox :* fraise, framboise, salade de fruits s'en passent très bien, et vous aussi.
- *Préférez les fruits mûrs* sinon gare aux inconforts digestifs (maux d'estomac, diarrhée).
- *Vous préparez un jus de fruits ?* Buvez-le sans attendre, sinon adieu vitamine C.

CONSEIL DÉTOX N° 7 : RECALEZ-VOUS SUR VOS RYTHMES BIOLOGIQUES

Si vous avez l'impression d'être en décalage horaire en permanence, ne serait-ce que parce que vous êtes fatigué la journée et avez du mal à dormir la nuit, c'est peut-être que, tout simplement, vous l'êtes. Oui, en jet-lag, toute l'année.

POURQUOI ?

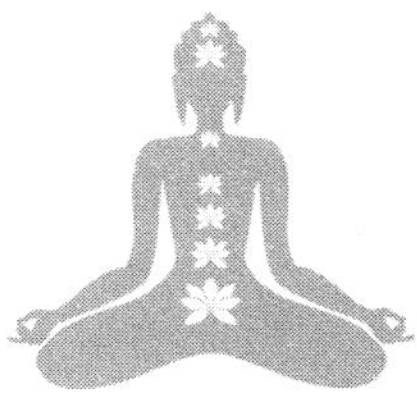

Pour des tas de raisons, dont voici les 7 principales :

- *Vous êtes en dette de sommeil,* comme 30 % de vos compatriotes.
- *Vous dormez peu la semaine* et donc essayez de vous « rattraper » le week-end avec des grasses matinées... épuisantes !
- *Vous courez du matin au soir sur le même rythme effréné,* sans tenir compte aucunement des

signaux envoyés par votre corps. Vous l'ignorez. Et finissez par vivre « sur les nerfs », c'est-à-dire pas avec de la bonne énergie normale, mais avec de la fausse énergie obtenue en tirant toujours plus sur la machine.

- *Vous faites toute la journée la même chose.* Alors que le corps, lui, n'est pas du tout conçu pour : certaines heures sont propices à l'activité physique, d'autres à l'activité mentale, d'autres à la digestion, au sommeil, à une microsieste...
- *Vous ne vous octroyez pas une pause mentale toutes les 90 minutes,* comme l'exige pourtant votre cerveau. Résultat : vous pédalez dans la semoule et ramez pour trouver de nouvelles idées. Pour info, la créativité et la performance au travail sont directement liées au fait de bien traiter son cerveau... Il faut peut-être commencer par là pour briller au bureau, plutôt que de l'épuiser à la tâche et à la caféine, et donc à obtenir exactement l'effet inverse ?
- *Vous ne pratiquez aucune activité physique,* aucun sport.
- *Vous n'êtes pas souvent dehors,* à la lumière du jour.

COMMENT ?

En suivant n'importe lequel de nos week-ends détox, vous renouerez avec des rythmes naturels, compatibles avec votre physiologie : vous êtes un être humain, pas une machine.

CONSEIL DÉTOX N° 8 : MÉFIEZ-VOUS DES ONDES ÉLECTROMAGNÉTIQUES

L'hypersensibilité aux ondes électromagnétiques est une réalité, même si elle est niée par l'ensemble de la société et la plupart des médecins, tournée en dérision et méprisée par ceux qui « n'y croient pas ». Certaines personnes sont même très handicapées par ce problème : les fils à haute tension dehors, mais aussi les innombrables appareils électriques, téléphone sans fil, téléphone portable, tous les objets connectés en Wi-Fi, Bluetooth... tout ce qui a un rapport avec l'électricité (« électro ») et « les ondes » peut leur causer des maux et douleurs diverses (ventre, tête, gencives, dents, articulations...), de l'insomnie et de la fatigue, du coup une sale humeur, etc. Bref : tous les symptômes de l'intoxication !

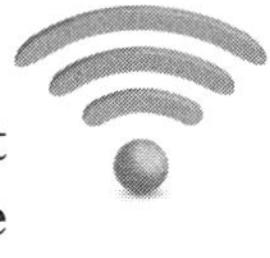

POURQUOI ?

La plupart d'entre nous y résistent mieux, mais rien ne dit que nous ne les subissons pas malgré tout. Ce serait même impossible puisque nous sommes vivants, donc sensibles à ces champs électromagnétiques, au même titre que les plantes ou les animaux. Chacune de nos cellules, tel un aimant, possède une polarité (un sens +, un sens -), absolument indispensable à la vie puisque c'est grâce à cela que la cellule peut se nourrir en attirant à elle des ions (potassium, calcium, sodium) et rejeter ce dont elle ne veut pas. Chacune est donc forcément influencée par les ondes de l'environnement. Les interférences sont inévitables. Bien sûr l'organisme sait normalement s'y adapter, puisque la terre elle-même génère des ondes électromagnétiques, de même que les orages et des millions d'autres choses naturelles. Mais avec nos installations modernes basées de plus en plus sur « les ondes » et « l'électricité », nous baignons dans une soupe d'interférences fatigante. Une des raisons pour lesquelles se promener dans la nature en laissant à la maison tout appareil connecté, électronique ou autre, fait tant de bien. C'est particulièrement vrai pour les enfants, dont l'organisme est encore moins armé que le nôtre à ces ondes puisqu'ils absorbent 60 % de rayonnement électromagnétique en plus par rapport aux adultes. Les études reliant exposition à ces ondes (notamment par le biais du portable ou du babyphone) et hyperactivité/troubles du comportement sont désormais légion.

COMMENT ?

- *Organisez-vous de manière à au moins épargner votre chambre d'un excès d'ondes.* Évitez les bracelets connectés la nuit (pour évaluer votre sommeil), les réveils et autre cafetière connectés (oui, ça existe, et oui, c'est inutile), le portable sur la table de chevet ou sous l'oreiller (même éteint, mettez-le loin du lit)... ne parlons pas de la TV ou de la radio allumées pendant votre sommeil.
- *Vous ne pouvez rien contre la box Wi-Fi des voisins,* mais vous êtes responsable de la vôtre. Éteignez-la pendant la nuit (si si, c'est possible et personne n'en mourra), ne laissez aucun appareil en veille (TV, chaîne hi-fi, tablette, portable en veille, prise multiple allumée, brosse à dents électrique sur son support...). Et si vous n'avez pas de box, tant mieux, n'en achetez pas : restez au « fil ».
- *Réduisez les conversations avec votre portable ou votre téléphone sans fil* à la maison. Passer des heures avec un petit appareil coincé le long de l'oreille/du cerveau qui concentre les ondes n'est pas une bonne idée.
- *N'utilisez pas de lampes fluocompactes.*

CONSEIL DÉTOX N° 9 : DÉCOUVREZ L'ART DES BOISSONS DÉTOX

Le juicing est un mot pompeux et anglophone pour désigner une chose simple, modeste et bien française = l'art de consommer des jus (de fruits, de légumes, des deux), à visée détox.

Dans la catégorie « boissons purifiantes », on peut inclure les eaux détox (ou eaux infusées), qui n'ont pas la même composition, donc pas la même vocation.

POURQUOI ?

Les jus

Le principe est le suivant : certaines personnes rechignent à avaler de grandes quantités de légumes et/ou de fruits. MAIS elles aimeraient faire une cure détox. C'est un peu la quadrature du cercle ! Pour régler le problème, hop ! tous les végétaux dans le blender ou la centrifugeuse et en voiture Lisette pour un gros plein de carburant « vert » sans avoir l'impression de mâchonner toute la journée du céleri, ni de brouter des champs de brocolis.

Autre avantage du juicing : les jus permettent d'avaler des quantités importantes de « crudités » (puisque les légumes et les fruits sont crus) tout en les rendant bien plus digestes (car les fibres sont broyées et de toute façon éliminées). Enfin, à condition de les préparer au moment de les consommer, les jus obtenus renferment le max de vitamines, d'antioxydants et de nutriments détox.

C'est au point que le juicing, donc, peut être intégré au quotidien dans une vie trépidante moderne : chaque jour « un jus », à consommer comme une assurance santé et détox. Plus efficace et tellement meilleur qu'un complément alimentaire ! Au fil des jours, vous constaterez un plus joli teint, un meilleur sommeil, une plus grande forme, c'est flagrant. Essayez vite « Ma semaine de juicing », à télécharger p. 192.

Le saviez-vous ? Le jus de fruit à sa fête : il existe « La Journée du Jus de Fruit » le 27 mai !

Les eaux détox

Les jus ont beau contenir une grande quantité d'eau puisqu'ils sont préparés avec des végétaux très aqueux, ils restent des « aliments » car denses sur un plan nutritionnel. Que l'on croque dans une carotte ou qu'on la boive, cela ne change rien au fait qu'on consomme une carotte, donc un aliment (hors fibres dans le jus, donc). En revanche, les eaux infusées sont avant tout des eaux dans lesquelles on a laissé « tremper » des morceaux de fruits ou de légumes. Leur rôle est principalement de drainer, de « nettoyer », de « faire boire » pour éliminer, tout en apportant une petite quantité de molécules intéressantes.

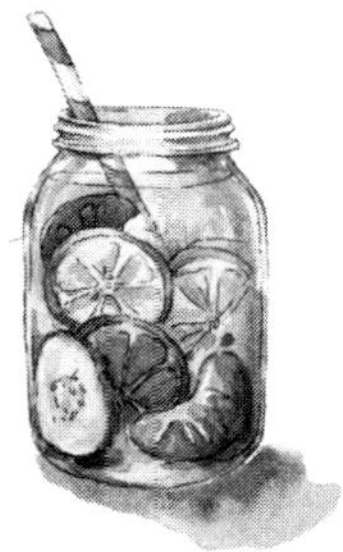

COMMENT ?
En jetant des carottes, du céleri, du jus de citron, du melon, des épinards, et tout ce qui vous passe par la tête à peu près, dans la machine.

Un bon conseil : rincez tout de suite après usage votre matériel, vous allez gagner un temps fou car plus tard, ce sera plus compliqué.

CONSEIL DÉTOX N° 10 : MASSEZ VOS POINTS D'ÉNERGIE (DO-IN)

Le massage, vous connaissez et, forcément, vous aimez. Mais le massage énergétique, peut-être pas et pourtant, vous allez adorer ! Le principe : non pas masser de grandes zones cutanées, comme pour le massage californien par exemple, mais au contraire se concentrer sur des points énergétiques, répartis ici et là sur les trajets des méridiens de l'organisme, en vue de relancer une énergie « bloquée ». C'est une conception très ancienne de la santé, inventée il y a des milliers d'années en Asie – semble-t-il par les Chinois, mais en réalité toute l'Asie possède un système de « points énergétiques » comparable. Aujourd'hui encore, les massages énergétiques font partie intégrante de la prévention et des soins en Chine comme au Japon ou en Inde. Concernant la détox, le massage do-in est un excellent moyen de stimuler les points correspondant aux organes détox (reins, vessie, poumons, peau, intestin) de façon discrète mais efficace.

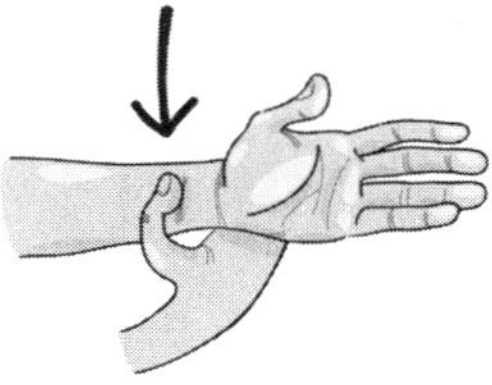

POURQUOI ?

Le do-in et la réflexologie plantaire (sous le pied) ou palmaire (sous la main) sont de bons moyens pour relancer un système énergétique « coincé », englué dans les polluants, moins performant… donc menant à des douleurs, de la fatigue, des dysfonctionnements digestifs, nerveux…

COMMENT ?

Dans chacun de nos week-ends détox, nous vous proposons des automassages express des points énergétiques « détox » en fonction de votre objectif. On ne stimule pas les mêmes zones pour mieux digérer ou pour mincir !

CONSEIL DÉTOX N° 11 : PERDEZ DU POIDS (MAIS ATTENTION !)

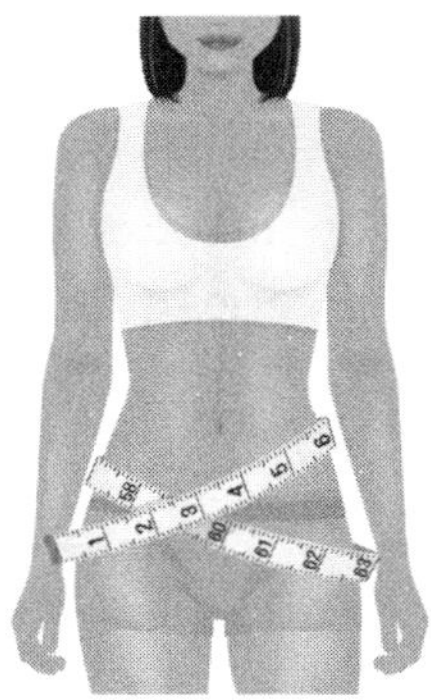

Vous êtes maigre comme un clou ? Passez votre chemin. Vous avez un peu ou beaucoup trop de kilos ? Cette page vous concerne.

POURQUOI ?

Une bonne partie des toxiques dont nous cherchons à nous

débarrasser sont installés douillettement dans nos cellules graisseuses. C'est d'ailleurs l'une des raisons pour lesquelles il est difficile de s'en débarrasser : boire des litres d'eau ne sera d'aucune utilité, en tout cas au stade 1 (aller chercher les molécules toxiques dans les recoins du corps) puisque l'eau ne se mélangeant pas à la graisse, la première ne pénètre pas la deuxième : les toxiques y restent bien à l'abri.

Deux conséquences :
① *Plus on est en surpoids, plus on risque de stocker des molécules toxiques* dans notre corps.
② *Plus on perd de poids, plus on relargue de toxiques dans la circulation sanguine* et donc dans le corps tout entier. Et plus ils se retrouvent au final dans les organes d'élimination (notamment intestins, vessie). À ce stade, trois nécessités s'imposent : éliminer rapidement et donc consommer suffisamment de fibres, avoir une activité physique soutenue au quotidien (pour que les fèces ne stagnent pas trop dans l'intestin), et boire de grandes quantités de boissons détox (pour éliminer régulièrement l'urine afin qu'elle ne stagne pas dans la vessie, exposant alors cet organe à d'éventuels problèmes).

La fatigue, les problèmes de concentration, d'insomnie, de libido, les troubles divers –notamment cutanés –, qui apparaissent souvent en cas de régime, ne sont pas seulement dus « aux mauvais régimes carencés ». Ils peuvent aussi être liés à une auto-intoxication non maîtrisée. Quand on perd du poids, on ne perd pas des calories ou du gras « comme par magie », il se passe un processus sophistiqué dans le corps. Remarque : certains toxiques, notamment métaux lourds (fluor, mercure...) vont aussi se loger dans le squelette. Quand on se casse un os, ou que l'on perd naturellement de l'os avec l'âge, c'est le même processus : les toxiques sont alors relargués dans l'organisme, provoquant troubles divers, fatigue inexpliquée, allergies soudaines. On n'y prête pas attention : « C'est bien normal de ne pas être bien en prenant de l'âge ou après une fracture du tibia. » Non, ce n'est pas normal du tout ! C'est, là encore, une auto-intoxication, à contrer en procédant régulièrement à des week-ends détox voire des cures détox sur des périodes bien plus prolongées.

COMMENT ?

- *Suivez notre week-end détox spécial « taille fine »* (p. 161).
- *Ne suivez jamais de régime minceur prolongé pauvre en fruits, légumes, céréales ou légumineuses* (ces deux dernières étant de loin les plus riches en fibres).
- *N'oubliez jamais de boire au minimum 1,5 à 2 litres d'eau par jour* (sous forme d'eau simple ou de soupes, bouillons, eaux infusées, infusions).

LES 25 MEILLEURS ALIMENTS DÉTOX

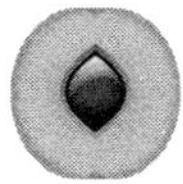

ABRICOT : L'EXPERT DES BELLES PEAUX
Indice détox ★★
BON POUR : peau, foie

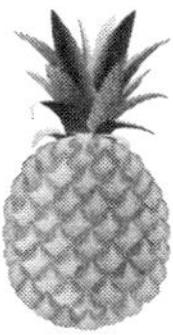

ANANAS : SUPER-ANTI-INFLAMMATOIRE
Indice détox ★
BON POUR : estomac, intestins

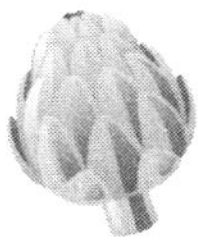

ARTICHAUT (FEUILLES ET CŒUR) : LE PROTECTEUR N° 1 DU FOIE
Indice détox ★★★
BON POUR : foie, intestins

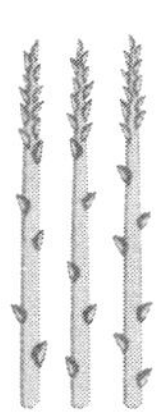

ASPERGE : SUPER-DIURÉTIQUE
Indice détox ★★
BONNE POUR : reins

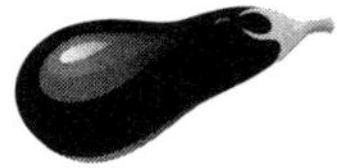

AUBERGINE : CAPTEUR DE GRAISSES
Indice détox ★
BONNE POUR : intestins

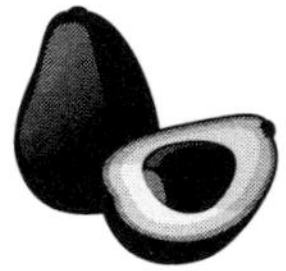

AVOCAT : LA COMBINAISON GAGNANTE BON GRAS + BONNES FIBRES
Indice détox ★★
BON POUR : foie, intestins

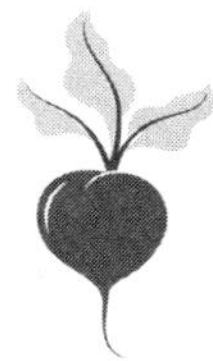

BETTERAVE : SUPER-ANTIOXYDANTE
Indice détox ★★
BONNE POUR : foie, intestins, peau, poumons

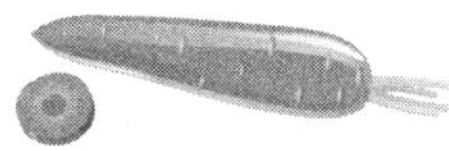

CAROTTE : UN TEINT BRONZÉ
Indice détox ★★
BONNE POUR : foie, intestins, peau, poumons

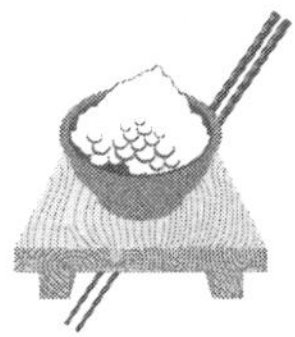

CÉRÉALES COMPLÈTES (RIZ COMPLET, SARRASIN...) : LE COUP DE BALAI INTESTINAL
Indice détox ★
BONNES POUR : intestins, rate, immunité

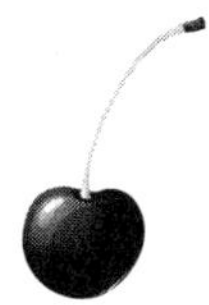

CERISE : L'ANTIROUILLE ARTICULAIRE
Indice détox ★★
BONNE POUR : articulations, reins, circulation, intestins

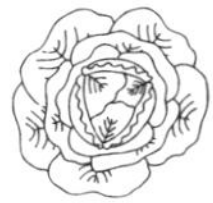

CHOUX : LES NETTOYEURS DE L'ADN

Indice détox ★★★

BONS POUR : immunité, intestins, estomac

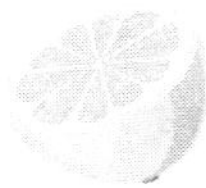

CITRON : LE DÉCAPEUR HÉPATIQUE

Indice détox ★★

BON POUR : peau, foie

CONCOMBRE & COURGETTE : DE L'EAU ET DES MINÉRAUX POUR L'ÉLIMINATION RÉNALE

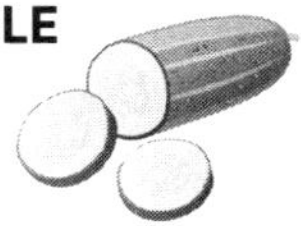

Indice détox ★★

BONS POUR : reins

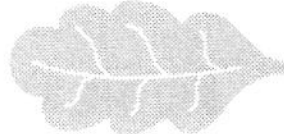

ÉPINARD : L'EXPERT EN PROTECTION OCULAIRE ET CARDIAQUE

Indice détox ★★

BON POUR : yeux, poumons, détox générale

GRAINES GERMÉES : SUPER-IMMUNITOR

Indice détox ★★

BONNES POUR : détox générale

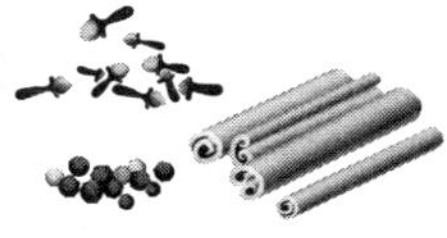

HERBES ET ÉPICES : 100 FOIS MIEUX QUE LE SEL

Indice détox ★★★

BONNES POUR : foie, estomac, intestins, poumons, reins, détox générale

MELON : DE L'EAU ET DES MOLÉCULES ANTIOXYDANTES, RIEN D'AUTRE !

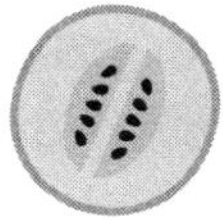

Indice détox ★★

BON POUR : reins, peau, poumons

ORANGE & PAMPLEMOUSSE : LES BLOCKBUSTERS DÉTOX DE L'HIVER

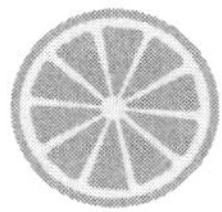

Indice détox ★★

BONS POUR : immunité, détox générale

PÊCHE : LA DÉTOX EN DOUCEUR

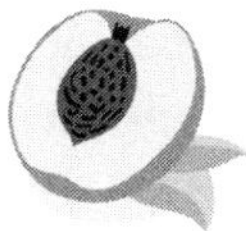

Indice détox ★

BONNE POUR : peau, intestins, reins

POIREAU : LE BALAI MAGIQUE

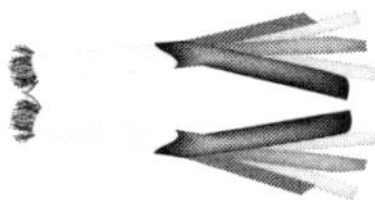

Indice détox ★★★

BON POUR : intestins, reins

POMME : L'ASPIRATEUR À SUCRE ET À GRAISSES

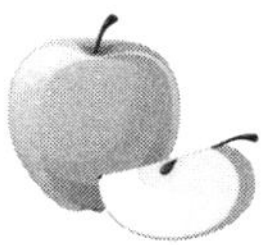

Indice détox ★★

BONNE POUR : détox générale, articulations

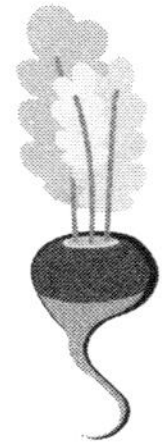

RADIS NOIR : LE BON GÉNIE DE LA CELLULE HÉPATIQUE

Indice détox ★★★

BON POUR : système digestif global, détox générale

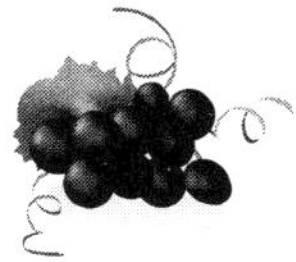

RAISIN : OBJECTIF CONFORT ARTICULAIRE POUR LA MAUVAISE SAISON

Indice détox ★★

BON POUR : articulations, intestins, immunité

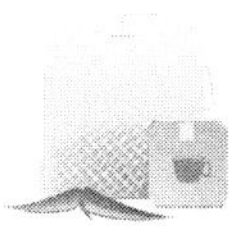

THÉ : LA GREEN TASSE DÉTOX

Indice détox ★★

BON POUR : immunité, détox générale

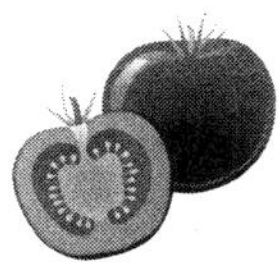

TOMATE : ROUGE COMME UNE DÉTOX

Indice détox ★★

BONNE POUR : intestins, poumons

5 WEEK-ENDS DÉTOX SUR MESURE VOTRE AGENDA DÉTOX DU WEEK-END HEURE PAR HEURE

Mon premier week-end détox (p. 75)
Détox digestion royale (p. 95)
Détox beauté (p. 115)
Détox zen (p. 137)
Détox taille fine (p. 161)

QU'Y A-T-IL DANS VOS WEEK-ENDS DÉTOX ?

DES EAUX INFUSÉES

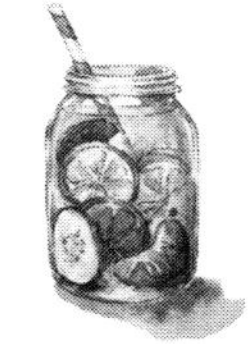

L'eau infusée ouvre souvent le bal : elle draine votre corps au lever avec zéro calorie.

DES EXPERTS DÉTOX AU MENU

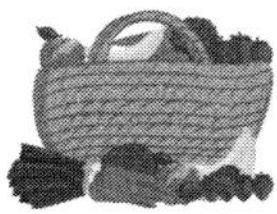

- De l'eau
- Des légumes
- Des aliments à l'odeur soufrée : oignon, choux, ail, raifort, wasabi, moutarde
- Des fruits
- Des herbes, épices, aromates
- Des graines germées
- De la viande maigre, du poisson, des fruits de mer
- Des céréales complètes, des légumineuses
- Des noix
- Des huiles végétales
- Du lait végétal (lait d'amande, d'avoine ou de riz, principalement)
- Des huiles essentielles
- Du miel
- Des algues et micro-algues (spiruline...)
- Du cacao en poudre

DES COLLATIONS

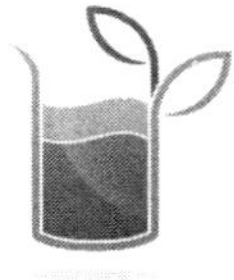

Le jus vert (élixir végétal) : c'est LE breuvage idéal pour profiter des meilleurs nutriments nettoyeurs dans leur plus simple appareil. Nous vous en proposons un adapté à chaque programme mais n'hésitez pas à aller en piocher un autre dans les différents programmes, si vous vous lassez des ingrédients. Impossible d'emporter votre blender ou votre centrifugeuse en week-end ? Glissez une Thermos dans votre sac.

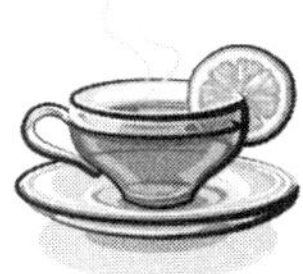

Le goûter : il s'agit ici de combler l'appétit des plus affamés, mais vous pouvez faire l'impasse.

DES EXERCICES PHYSIQUES POUR MUSCLER VOTRE MORAL AUTANT QUE VOTRE CORPS

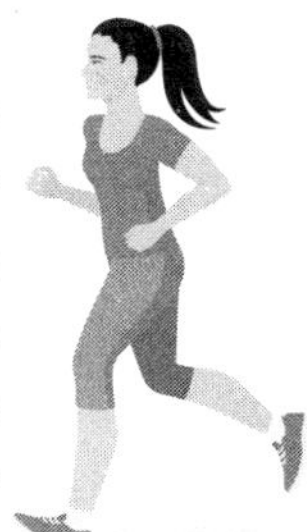

Gym : un simple tapis de gym, une paire de baskets et une corde à sauter suffisent pour réaliser les quelques mouvements toniques suggérés. Les échappées à la piscine préconisées seront plus difficiles à caser pour ceux qui n'ont pas la chance d'avoir une piscine ou la mer près de chez eux, mais pensez à tous les déchets qu'elle permet d'évacuer sans trop d'efforts parce que porté par l'eau et sans stress pour les articulations ! Un tour de pâté de maisons, l'ascension de quelques étages, descendre deux stations avant la vôtre... c'est facile, vite fait et, finalement, agréable. Adaptez-vous en choisissant l'une ou l'autre de nos propositions.

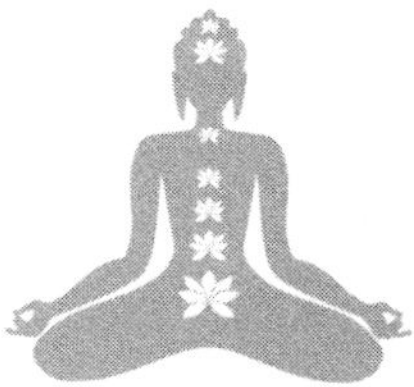

Relaxation : elle vous rappelle que la détox passe aussi par un estomac dénoué. Sans toujours en être conscient, vous êtes soumis au stress : la relaxation permet d'en baisser le niveau. Avec des conséquences détox appréciables : moins vous serez stressé, moins vous serez attiré par vos habitudes toxiques telles que l'alcool, le tabac ou encore le sucre.

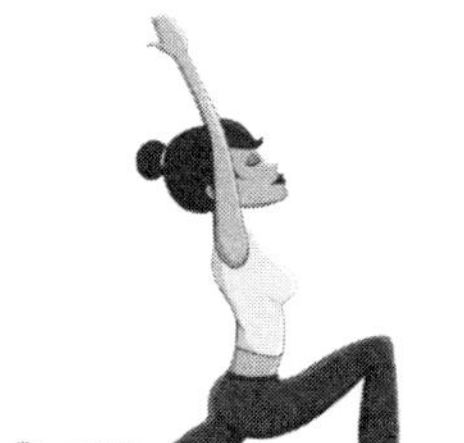

Yoga : nous avons trié sur le volet les mouvements qui s'inscrivent bien dans votre quête détox. Certains travaillent au renforcement du système de détoxication, d'autres agissent sur les muscles, faisant mieux circuler la lymphe et libérant les toxines.

DES BAINS HYPERTHERMIQUES (DÉTOX CUTANÉE)
Faites couler un bain à température du corps (37 °C). Pendant ce temps (facultatif), buvez une infusion de tilleul, antistress et qui fait transpirer. Une fois la baignoire à moitié remplie, allongez-vous dedans. Faites alors couler de l'eau plus chaude (entre 38 °C et 40 °C) de manière à être totalement recouvert – le plus chaud possible, mais le bain doit impérativement rester agréable et supportable. Le but n'est pas de faire un malaise ni d'en sortir comme mu par un ressort, écarlate comme une écrevisse, haletant au bout de 46 secondes. L'objectif est, au contraire, d'y rester 20 à 30 minutes, à transpirer (sans excès). Au bout d'une demi-heure, sortez lentement de la baignoire. Enfilez un peignoir chaud et reposez-vous une demi-heure, dans le calme absolu. Vous continuez à transpirer, c'est normal : votre bain continue à faire effet. Attention : ce type de bain ne convient pas aux personnes ayant des problèmes cardiaques, des troubles de la circulation sanguine (varices notamment) et, évidemment, ne supportant pas la chaleur. Le bain hyperthermique est également contre-indiqué chez la femme enceinte.

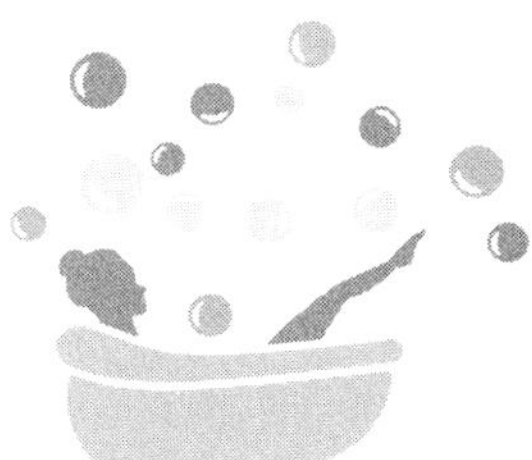

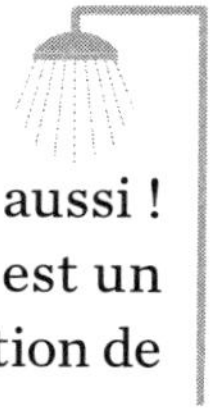

DES DOUCHES TONIQUES AU GANT DE CRIN

Tout doit disparaître, les peaux mortes aussi ! L'exfoliation de la peau au gant de crin est un moment tonique qui accélère la détoxication de tout votre corps.

DES MASSAGES AUX HUILES ESSENTIELLES

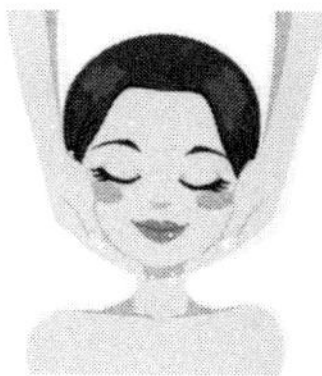

C'est un coup de pouce pour une détox en profondeur. Les massages aux huiles essentielles boostent les pouvoirs d'élimination des organes dédiés (foie, poumons...). Ils accroissent la transpiration, dopent le drainage et chassent efficacement les toxines.

Du bon usage des huiles essentielles

N'appliquez pas les huiles essentielles suivantes si vous vous exposez au soleil, elles sont dites « phototoxiques », c'est-à-dire qu'elles peuvent provoquer des taches sur la peau sous l'action des rayons solaires (attention en été !) : angélique, citron, bergamote, mandarine, orange, pamplemousse, verveine. Attention à les éviter aussi dans le bain ou sous la douche du matin à la belle saison.

DES TISANES

Chaudes ou fraîches, tout au long de la journée ou avant de vous glisser sous la couette : à chaque infusion ses avantages et ses inconvénients. Préparez-les de préférence avec de l'eau filtrée. Vous trouverez les plantes de vos tisanes en boutiques diététiques, en pharmacie, en herboristerie et dans certaines grandes surfaces. Choisissez-les bio si possible.

DES STIMULATIONS DE POINTS DE RÉFLEXOLOGIE

Les acides sont éliminés par les organes dits « émonctoires » : 1 : poumons, 2 : reins, 3 : foie, 4 : côlon, et 5 : peau. À chaque émonctoire correspond un point situé sous la plante des pieds ou sur la paume des mains. La réflexologie est une technique manuelle qui vise à stimuler ces points par un automassage ciblé. Observez bien nos schémas pour mémoriser les points puis lancez-vous. Votre récompense sera double : vous favoriserez le travail d'élimination de votre corps et participerez au retour vers un équilibre mental et émotionnel.

Pratiques, faciles, express, ces manipulations ne demandent aucune condition particulière, vous pouvez donc vous y adonner (presque) partout.

Mode d'emploi

Avec la pulpe du pouce, massez le point réflexo sans déborder. Les premiers massages ne doivent durer qu'une minute et se faire en douceur. Au fil des jours, vous augmenterez la pression et le massage pourra durer jusqu'à 5 minutes par point.

- **Reins, poumons, côlon, peau :** massez en douceur le point concerné du pied gauche ou droit, à votre convenance. Si vous avez le temps, les deux !
- **Foie :** même technique que pour les autres points réflexo, mais attention, celui du foie ne se trouve que sous le pied droit.

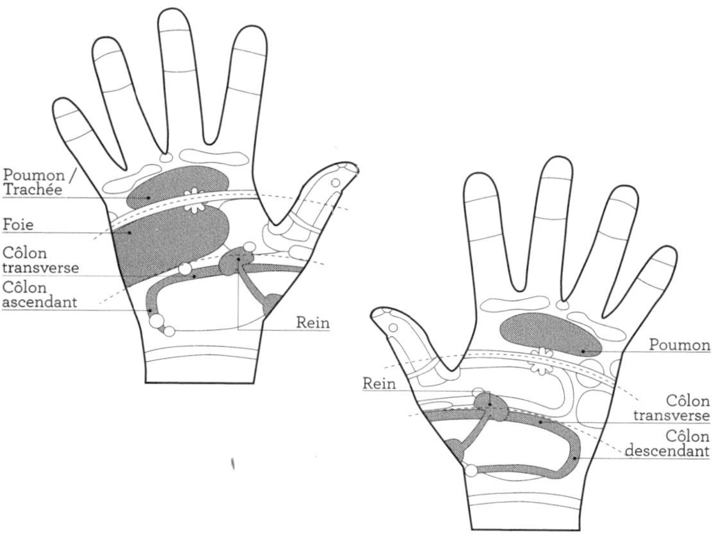

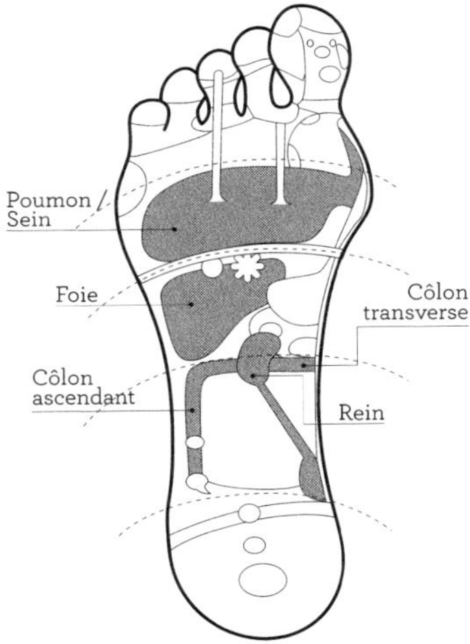
Poumon /
Sein
Foie
Côlon
transverse
Côlon
ascendant
Rein

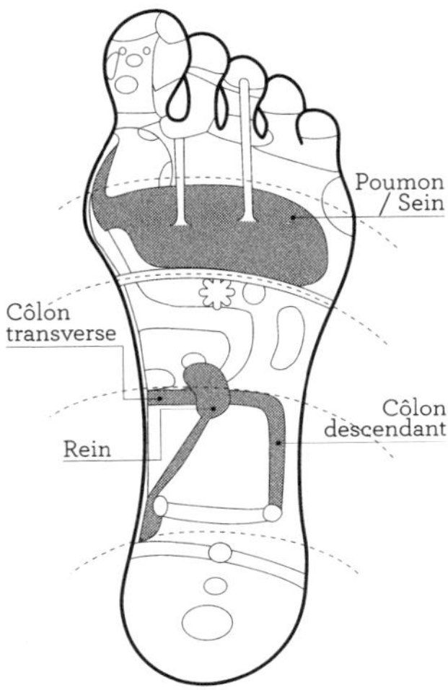
Poumon
/ Sein
Côlon
transverse
Côlon
descendant
Rein

DES MASSAGES ÉNERGÉTIQUES (SHIATSU OU DO-IN)

Toutes ces approches sont grosso modo équivalentes. En France, on parle aussi d'acupression et de digitopuncture. À chaque fois, la racine est la même, par exemple le shiatsu (japonais) vient de *shi* (doigt) et *atsu* (pression). Il s'agit d'automassages traditionnels chinois qui fonctionnent un peu comme la réflexologie plantaire dont on vient de parler (p. 69). Seule différence : les points sont situés partout sur le corps (et non pas seulement sous les pieds et les mains), le long des trajets d'acupuncture. Le principe est cependant identique : c'est un massage énergétique, c'est-à-dire que l'on stimule un point précis du corps (pression) situé sur l'un des 12 méridiens (*acu*) en vue de libérer une énergie bloquée.

Mode d'emploi

① *Soyez à fond dans ce que vous faites.* Concentrez-vous sur votre mouvement, l'extérieur ne doit plus compter. C'est l'un des grands avantages de cette méthode : un micromoment zen, à soi, n'importe quand dans la journée en faisant participer le corps. Remarque : nous vous proposons le massage énergétique en fin de journée, mais si c'est plus simple pour vous à un autre moment, déplacez votre séance ! L'important est de la faire chaque jour. Le résultat vient de la répétition du geste : on ne libère pas en une seule fois de l'énergie accumulée, on répète inlassablement le « message ».

② *Identifiez précisément le point à stimuler sur votre corps.* Pour cela, observez attentivement nos dessins.

③ *Appuyez fermement (mais doucement !) directement sur le point,* soit avec votre pouce (plus de force), soit avec votre majeur et votre index isolés ou réunis (plus facile pour atteindre certains points), tout en dessinant un « rond » dans le sens des aiguilles d'une montre. Comptez 5 secondes par exécution de cercle. Relâchez, recommencez... En week-end détox, chaque séance de shiatsu/do-in/digitopuncture dure 5 minutes.

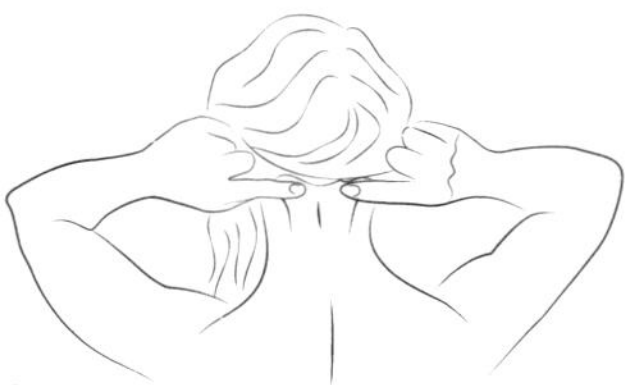
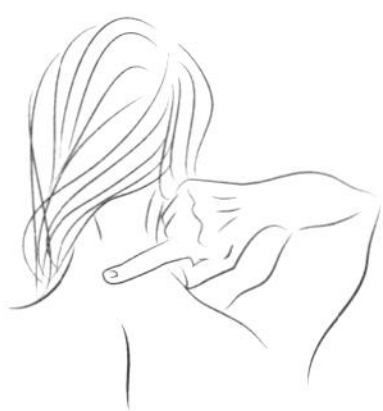

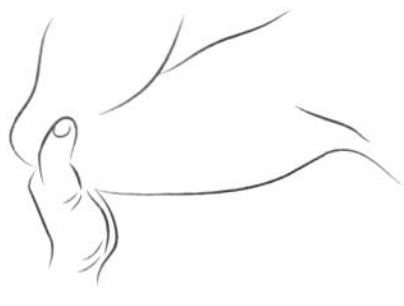
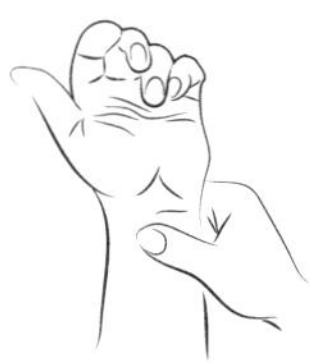

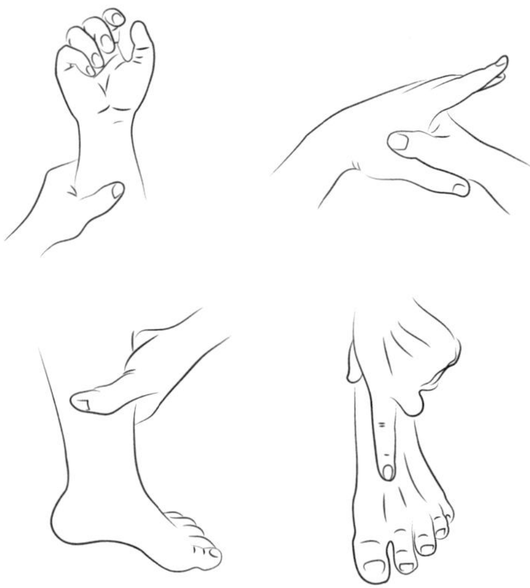

Tous les programmes que nous vous proposons visent à détoxiquer votre organisme. Mais pas seulement ! Chacun répond également à un problème ou à un état d'affaiblissement (Digestion royale, beauté, zen, minceur...) et délivre le déroulé d'un week-end sur mesure pour y remédier. Vous êtes en pleine forme, mais tenez à vous débarrasser des polluants de toute sorte ? Chanceux que vous êtes : vous pourrez papillonner dans nos différents programmes et picorer nos idées menus et nos astuces !

Détox • 1

MON PREMIER WEEK-END DÉTOX

Vous avez mis votre vie trépidante en position « off », la voie est ouverte pour vous détoxiquer et retrouver la forme. La petite révolution qui vous attend dans votre assiette, et dans vos habitudes, durant ces deux jours, va vous ouvrir des horizons. Oui, on peut se régaler tout en prenant soin de sa santé avec une alimentation triée sur le volet ! Et oui, deux jours sont suffisants pour en récolter les bienfaits, avec à la clé une digestion apaisée et des organes fédérés autour d'une juste cause : vous débarrasser de cette pollution tous azimuts qui vous plombe. Au terme de ce week-end, si vous vous sentez bien, au point de prolonger l'aventure, foncez ! Réengagez-vous dans un autre programme week-end... taille fine, par exemple !

Il vous faudra

VOS ALIMENTS :

- ❑ Abricots secs (1 sachet)
- ❑ Ail (1 tête)
- ❑ Aubergine (1)
- ❑ Bananes (3)
- ❑ Basilic (1 bouquet)
- ❑ Cabillaud (1 filet)
- ❑ Carottes (2)
- ❑ Céleri branche (3)
- ❑ Chou vert 1
- ❑ Citrons bio 6
- ❑ Clémentines (2 ou 2 abricots)
- ❑ Coriandre (1 bouquet)
- ❑ Cresson (1 poignée)
- ❑ Échalote (1)
- ❑ Épinards (pousses, 1 poignée)
- ❑ Fenouil (1)
- ❑ Flocons d'avoine (1 paquet)
- ❑ Flocons de noix de coco (1 sachet)
- ❑ Gingembre (1 racine de 4 cm)
- ❑ Graines de chia (1 sachet)
- ❑ Grenade (1)
- ❑ Huile d'olive
- ❑ Huile de colza
- ❑ Lait d'amande (1 pack)
- ❑ Laurier
- ❑ Lentilles (1 paquet)
- ❑ Mâche (1 poignée)
- ❑ Menthe (1 bouquet)
- ❑ Miettes de crabe (1 boîte)
- ❑ Moules (750 g)
- ❑ Moutarde
- ❑ Noix (1 sachet)
- ❑ Oignon (1)
- ❑ Pain complet (1)
- ❑ Persil (1 bouquet)
- ❑ Poires (3)
- ❑ Poireaux (3)
- ❑ Pois chiches (1 boîte)
- ❑ Poivre de Cayenne
- ❑ Poivron rouge (1)
- ❑ Pommes bio (10 dont 2 granny-smith)
- ❑ Radis (1 botte)
- ❑ Radis noir (1)
- ❑ Riz semi-complet (1 paquet)
- ❑ Romarin
- ❑ Roquette (1 poignée)
- ❑ Salade romaine (1)
- ❑ Sirop d'érable (1 flacon)
- ❑ Spiruline en poudre
- ❑ Thé vert bio
- ❑ Thym
- ❑ Tomate (1)
- ❑ Vichy Saint-Yorre (1 bouteille)
- ❑ Yaourt bifidus (1)

VOS TISANES :

- ❑ Chicorée
- ❑ Pissenlit

VOS HUILES ESSENTIELLES ET PRODUITS BIEN-ÊTRE/BEAUTÉ (EN MAGASINS BIO) :

- ❑ Base pour bain
- ❑ Essence de citron
- ❑ Huile essentielle de lavande officinale
- ❑ Huile essentielle de pamplemousse
- ❑ Huile essentielle de romarin à camphre
- ❑ Huile végétale de macadamia (ou amande douce)

VOS ACCESSOIRES (INDISPENSABLES) :

- ❑ Baskets
- ❑ Bâtons de marche nordique
- ❑ Blender
- ❑ Bocal en verre de 1 litre
- ❑ Crayons de couleur
- ❑ Gant de crin
- ❑ Maillot de bain

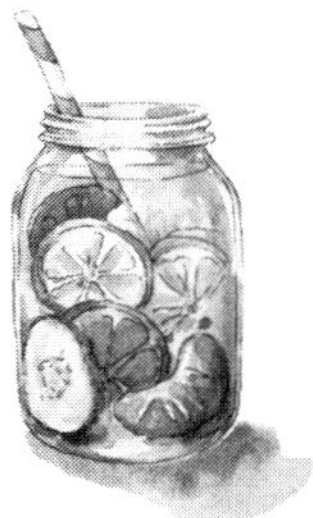

VENDREDI SOIR : **PRÉPAREZ VOTRE EAU INFUSÉE CITRON GINGEMBRE POUR DEMAIN**

Lavez 1 citron bio et 1 racine de gingembre de 3 cm, coupez-les en fines lamelles. Installez-les au fond d'un bocal en verre, recouvrez de 1 litre d'eau minérale ou filtrée et placez le bocal au réfrigérateur.

JOUR 1

Bienvenue dans le monde fabuleux de la détox ! Pour cette première journée de remise à neuf, votre assiette invite des spécialistes du décalaminage de fond. Brocoli, thé vert bio, citron, pissenlit, artichaut... Pas de panique, cette « diète naturelle » ne se résume pas en une soupe à la grimace : on vous a mijoté des petits plats. En piste !

7 HEURES

- 1 grand verre d'*Eau infusée citron gingembre*

8 HEURES

Petit-déjeuner

- *Thé détox :* versez 25 cl d'eau frémissante sur 2 c. à c. de thé vert bio. Couvrez et laissez infuser 10 minutes. Filtrez, pressez ½ citron dans le thé, ajoutez 1 pincée de poivre de Cayenne et 1 c. à c. de sirop d'érable, mélangez bien.
- 1 yaourt bifidus
- 2 pommes cuites nature

e-détox : ce matin, vous n'invitez pas votre téléphone ni votre tablette au petit-déjeuner. La radio et la télé resteront elles aussi muettes : les malheurs du monde ne viendront pas troubler ce moment de quiétude. Une musique en fond sonore ? Oui. Une conversation avec l'amour de votre vie ? Oui encore. Réfléchir au différend qui oppose vos collaborateurs ? C'est non ! Profitez tout bonnement du moment présent.

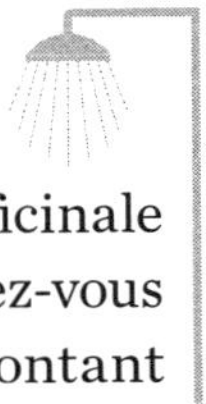

9 HEURES

Ma première douche détox. Mélangez 2 gouttes d'huile essentielle de lavande officinale dans votre dose de gel douche habituel, lavez-vous en commençant par les pieds et en remontant vers le cœur. Terminez la douche par un jet tiède (froid, c'est plus efficace !) sur les jambes : démarrez sur la cheville et pendant 1 minute remontez le long de la cuisse vers les hanches en formant des petits cercles. Ensuite, dirigez le jet d'eau froide (vous vous êtes habitué, là !) sur la plante du pied et remontez durant 1 minute le long du mollet jusqu'aux fesses. Changez de jambe.

Automassage foie neuf. Juste après la douche, versez 1 goutte d'huile essentielle de romarin à camphre dans 1 c. à s. d'huile végétale (d'amande douce ou de macadamia). Appliquez sur l'abdomen et massez lentement, dans le sens des aiguilles d'une montre, en insistant sur la région du foie (à droite, le foie !).

10 HEURES

Mes premiers pas de gym détox. Faites une fente avant, pied droit devant. Joignez vos mains devant votre poitrine. Effectuez une torsion vers la droite, coude gauche sur le genou droit. Gardez la position 10 secondes puis revenez à la position initiale. Recommencez l'exercice de l'autre côté. Faites une série de 5.

11 HEURES

Jus vert pomme. Mettez dans le blender 1 granny-smith épluchée et épépinée, le jus de 1 citron, 6 grandes feuilles de salade romaine, 10 cl de Vichy Saint-Yorre, ½ banane, 1 cm de gingembre frais passé au presse-ail. Mixez jusqu'à obtention d'une consistance homogène.

12 HEURES

En piste. Enfilez des chaussures confortables et en route pour une marche rapide de 1 heure. Ne forcez pas l'allure, demain vous aurez spontanément envie d'aller un plus vite (plus loin ?).

13 HEURES

Déjeuner

- *Bouillon végétal Décaptout.* Lavez et épluchez 1 poireau, ¼ de chou vert, 1 carotte, 1 branche de céleri. Coupez-les en morceaux et plongez-les dans 1 litre d'eau bouillante. Ajoutez 1 gousse d'ail, 1 branche de thym, 1 branche de romarin. Couvrez et laissez frémir 45 minutes. Filtrez le bouillon à travers une passoire fine. Ajoutez le jus de 1 citron et 3 brins de coriandre ciselée. Buvez bien chaud.

- Salade roquette, tranches de radis noir, miettes de crabe, *vinaigrette détox* (mélangez 1 c. à s. d'huile d'olive, 1 c. à s. d'huile de colza, 1 c. à s. de jus de citron, 1 c. à c. de moutarde et 1 c. à s. de spiruline en poudre).
- *Crumble de poire aux flocons d'avoine.* Mixez 2 poires pelées et épépinées avec le jus de ½ citron et versez dans un ramequin. Parsemez 1 c. à s. de flocons d'avoine par-dessus et enfournez à four chaud (180 °C) pour 10 minutes.

14-16 HEURES

Immersion. Cet après-midi, c'est sortie obligatoire, et pas n'importe où. Choisissez un endroit en pleine nature, c'est indispensable. Grand parc, forêt, plage, montagne, où vous voulez, mais là où vous marcherez au moins 30 minutes (pour les plus rétifs à l'activité physique), et jusqu'à 3 ou 4 heures pour les autres (une boucle de petite randonnée par exemple). 4 heures de marche, ça vous fait peur ? C'est pourtant exactement votre performance quand vous filez faire les soldes de 14 heures à 18 heures, stress et carte bancaire en moins. Cette balade, vous la faites seul ou avec un proche, mais pas en groupe et pas non plus avec de la musique dans les oreilles. Soyez attentif à ce qui vous entoure, observez la nature, respirez-la, profitez totalement des sensations et des impressions recueillies par votre corps.

17 HEURES

Collation

- *Thé détox* (voir p. 78)
- 2 abricots secs, 4 noix

18 HEURES

Yoga dos rond. À quatre pattes, les mains dans l'axe des épaules et les genoux dans celui des hanches, laissez le dos se placer dans sa position naturelle. Les pieds sont tendus et la tête dans le prolongement de la colonne vertébrale. Le ventre est contracté. Inspirez lentement en creusant le dos. Bombez le torse et redressez la tête. Puis expirez lentement en arrondissant le dos et en baissant la tête. Faites 10 respirations complètes.

19 HEURES

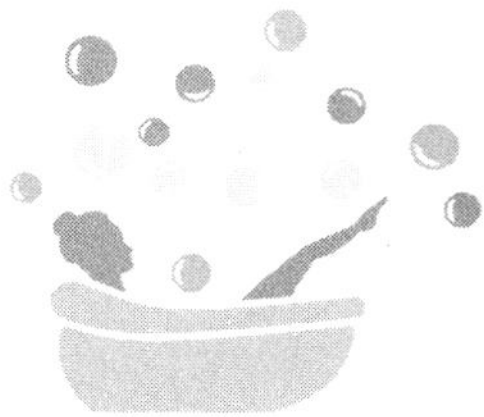

Ma première détox cutanée au pamplemousse. Diluez 10 gouttes d'essence de pamplemousse dans 1 bouchon de base pour bain et versez dans l'eau déjà coulée. Restez-y 30 minutes avant de vous sécher sans vous rincer. Attention, cette huile essentielle peut faire des taches sur la peau sous l'action du soleil : si vous décidez de prendre votre bain le matin... privé de soleil !

20 HEURES

Dîner

- *Bouillon végétal Décaptout* (voir p. 80)
- Riz semi-complet tiède, huile d'olive
- Salade de fruits : ½ pomme bio, ½ poire, ½ banane

21 HEURES

e-détox. Ce soir, oubliez votre vie numérique et passez en mode artistique ou lecture. Une BD, un roman, un tricot, des coloriages... adonnez-vous à des activités accessoires, et donc absolument indispensables ici. Vous vous concentrez, mais dans le seul but de vous faire plaisir. Doit-on le préciser : la télévision reste éteinte...

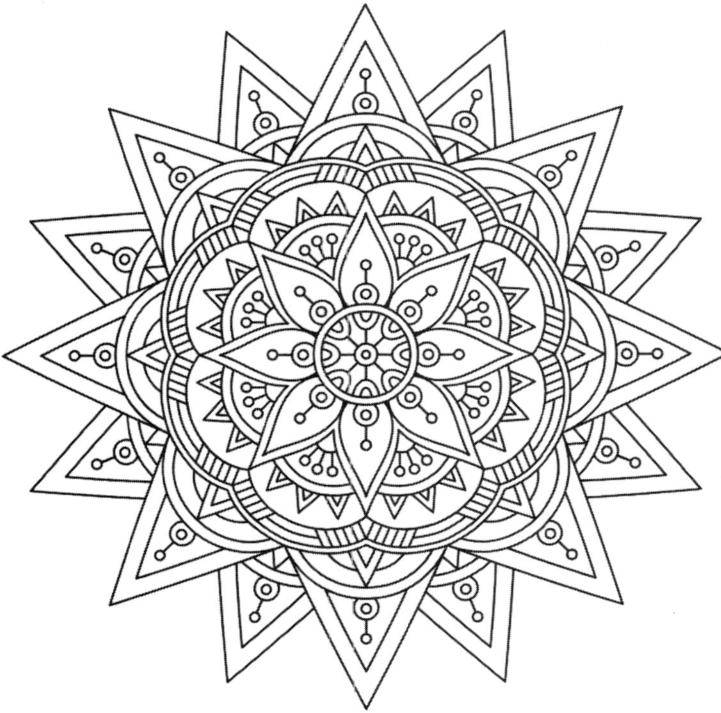

PRÉPAREZ VOTRE EAU DE MENTHE POUR DEMAIN.

Rincez ½ bouquet de menthe, détachez et froissez les feuilles entre vos mains avant de les glisser dans un bocal en verre, ajoutez 1 litre d'eau de source ou filtrée. Placez le bocal fermé au réfrigérateur.

22 HEURES

Réflexologie. Stimulez les points « Foie ».

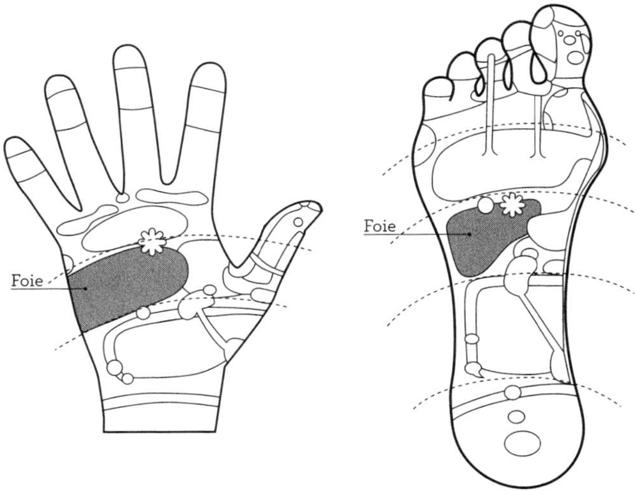

Tisane magique. Mettez 1 c. à s. d'un mélange de chicorée, pissenlit, menthe dans 20 cl d'eau bouillante et laissez frémir 3 minutes. Coupez le feu, attendez 10 minutes avant de filtrer. Buvez sans sucrer.

23 HEURES

Au lit !

ET ENTRE LES REPAS SI VOUS AVEZ FAIM :

- 1 ou 2 pommes bio
- Eau infusée citron gingembre à volonté

JOUR 2

Bonjour, bien dormi ? On l'espère, car il est important aussi de laisser votre organisme faire son travail de traitement. Pour favoriser votre sommeil, offrez-vous un chlorophytum, alias la plante araignée : ses superpouvoirs lui permettent de capter certaines substances toxiques nichées dans nos revêtements de sol et produits d'entretien. Elle aussi travaille à votre détox !

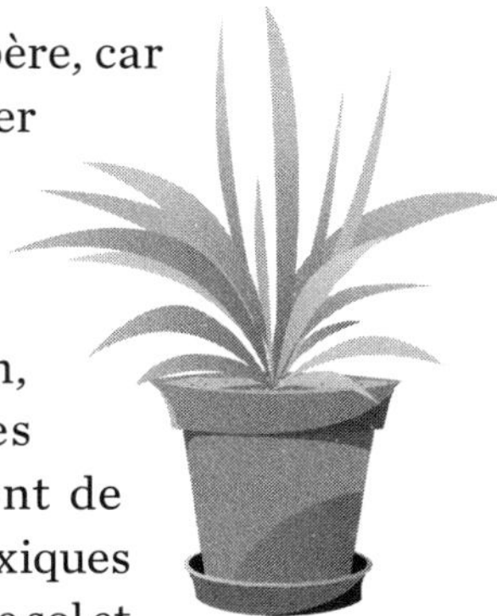

7 HEURES

- 1 grand verre d'*Eau infusée de menthe*

8 HEURES

Petit-déjeuner

- *Thé détox* (voir p. 78)
- *Bowl banane grenade.* Mixez 1 banane avec 10 cl de lait d'amande et versez dans un bol. Répartissez par-dessus 1 c. à c. de graines de chia, 1 c. à s. de flocons de noix de coco et les grains de ½ grenade.

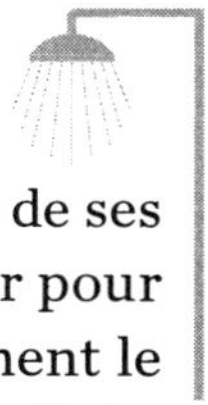

9 HEURES

Douche détox peeling. Le bien-être détox, ça passe aussi par une peau débarrassée de ses cellules mortes et vivifiée. Un rôle en or pour la douche, qui accompagne énergiquement le renouvellement de notre peau au quotidien. Frictionnez-vous au gant de crin pour un peeling doux et naturel.

10 HEURES

Stretching détox. Assis au sol, jambe droite allongée, jambe gauche pliée, le talon contre la cuisse droite le plus haut possible et le genou le plus près du sol. Inspirez en levant les bras. Expirez en vous penchant vers l'avant, dos plat, posez les mains sur la jambe allongée et restez dans cette position pendant 5 respirations tout en faisant glisser les mains vers le pied. Inspirez en montant les bras à la verticale et en vous redressant. Baissez les bras et changez de côté.

e-détox. Ce petit exercice de gym vous a donné la pêche, vous jetteriez bien un œil aux infos télé… Erreur ! Il n'y a pas d'urgence à sortir de votre bulle, les mauvaises nouvelles reviendront vite à vos oreilles. Allez plutôt profiter de votre jus vert chlorophyllé…

11 HEURES

Jus vert 100 % chlorophylle. Mettez dans le bol du blender ½ poignée de pousses d'épinards, ½ poignée de mâche, ½ poignée de cresson, 1 granny-smith pelée et épépinée. Ajoutez 15 cl d'eau filtrée et mixez jusqu'à obtenir une consistance mousseuse.

12 HEURES

Aquagym. Ne vous laissez pas décourager par l'épreuve du maillot de bain, mais pensez plutôt aux formidables résultats que vous allez obtenir ! La gymnastique dans l'eau a cela de magique que, porté, le corps est plus léger : les rondeurs ne pèsent plus et les mouvements en deviennent facilités. Le tout pour peu de risques de blessures (chocs, claquages, élongations musculaires) ! Peu d'efforts pour beaucoup de bienfaits, c'est un rapport intéressant... Surtout, on ne voit pas le temps passer. Les mouvements sont simples et se font souvent en musique. Filez consulter quelle piscine réserve un créneau horaire à cette gym miracle !

13 HEURES

Déjeuner

- Radis roses à la croque au poivre, purée de pois chiches, pain complet

- Moules marinières, salade de fenouil
- Pomme cuite

14-16 HEURES

Marche nordique. Céquoitesse, la marche nordique ? C'est la marche, mais en mieux (à pratiquer dans les bois, sur la plage, dans les champs...) Le principe : propulser le corps en avant, en poussant sur deux bâtons. Plantez le bâton droit devant vous, à hauteur de hanche, bras très légèrement plié, la jambe gauche en avant elle aussi, puis poussez dessus et dès que votre corps dépasse le bâton, allez planter l'autre, tandis que vous avancez en même temps la jambe droite. Les enjambées doivent être longues.

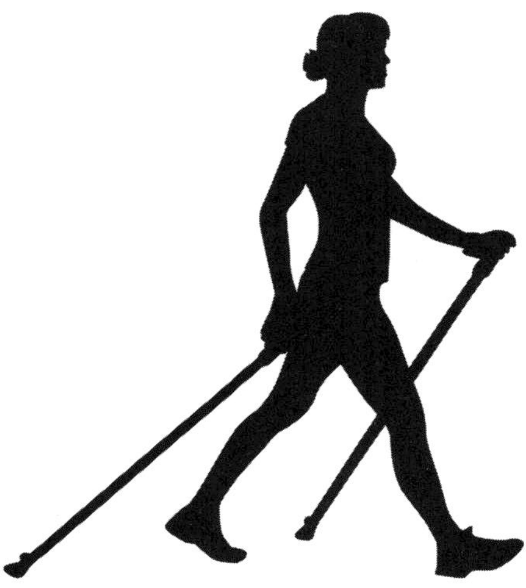

17 HEURES

Collation

Eau infusée de menthe

2 clémentines ou 2 abricots

18 HEURES

Yoga énergie. Debout, pieds joints, bras en l'air, les épaules sont abaissées. Sur l'expiration, baissez lentement la tête et le buste jusqu'à ce que les doigts touchent le sol. Ou, pour les plus experts, jusqu'à ce que les mains (ou même les bras) puissent passer derrière les genoux. Puis remontez tout aussi lentement, en inspirant. Gardez le ventre contracté pendant l'exercice. Recommencez entre 3 et 6 fois, sur autant de respirations complètes.

19 HEURES

Détox cutanée au citron. Diluez 10 gouttes d'essence de citron dans 1 bouchon de base pour bain et versez dans l'eau déjà coulée. Restez-y

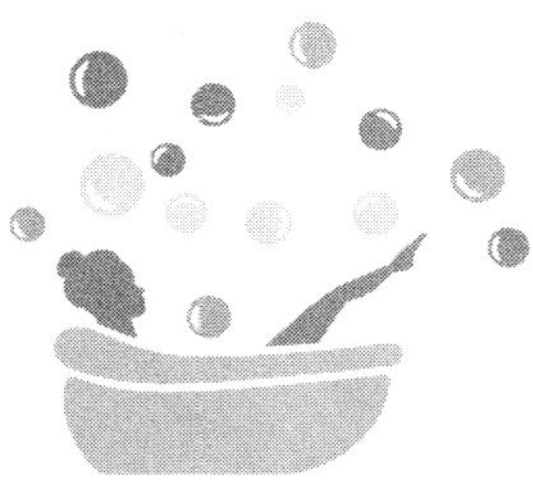

30 minutes avant de vous sécher sans vous rincer. Attention, ne prenez pas ce bain dans la journée si vous vous exposez au soleil, cette essence peut faire des taches sur la peau sous l'action des rayons solaires.

20 HEURES

Dîner

- *Soupe détox.* Épluchez ¼ de chou vert, 1 poireau, 1 tomate, 1 aubergine, 1 branche de céleri, ½ bulbe de fenouil, ½ poivron rouge, 1 oignon, 1 gousse d'ail. Coupez-les en petits morceaux et plongez-les dans une grande casserole avec 1 litre d'eau bouillante. Ajoutez 1 branche de thym, 1 feuille de laurier et laissez cuire à feu doux pendant 1 heure.
- Filet de cabillaud, lentilles tièdes, huile d'olive, échalote, persil
- *Verrine de mangue au basilic.* Coupez ½ mangue en petits dés, arrosez-les du jus de ½ citron vert et parsemez de basilic ciselé.

21 HEURES

e-détox. Tous vos bijoux électroniques sont au placard, la télé reste sans voix... À vous de jouer ! Collage (pour un anniversaire), coloriage, mots fléchés, exercices de mémoire... et pourquoi pas un Sudoku ? Tout est bon pour libérer votre esprit !

9					8			
	2	7		6				
		6	1					
		3						7
	1		9				3	
2				8				
	6			9				
		1	7				4	
8	4			2				6

Solution en fin de programme (p. 94)

22 HEURES

Massage énergétique. Pressez le point réflexe « Foie ».

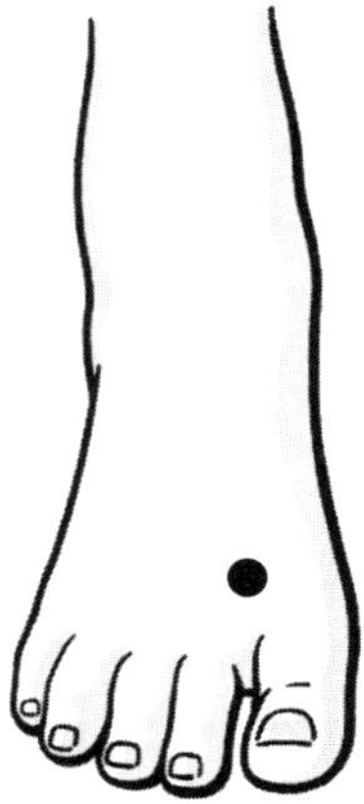

Tisane magique. Mettez 1 c. à s. d'un mélange de chicorée, pissenlit, menthe dans 20 cl d'eau bouillante et laissez frémir 3 minutes. Coupez le feu, attendez 10 minutes avant de filtrer.

23 HEURES

Au lit !

ET ENTRE LES REPAS SI VOUS AVEZ FAIM :

- 1 ou 2 pommes bio
- Eau infusée de menthe à volonté

Solution du Sudoku de la p. 92.

9	3	4	2	7	8	6	1	5
1	2	7	4	6	5	3	8	9
5	8	6	1	3	9	7	2	4
4	5	3	6	1	2	8	9	7
6	1	8	9	4	7	5	3	2
2	7	9	5	8	3	4	6	1
7	6	2	8	9	4	1	5	3
3	9	1	7	5	6	2	4	8
8	4	5	3	2	1	9	7	6

Détox • 2

WEEK-END DÉTOX DIGESTION ROYALE

Intestins paresseux, trop pressés ou lunatiques, estomac soumis aux feux de l'enfer… les troubles digestifs sont les désagréments les mieux partagés : qui peut se vanter de ne jamais en souffrir en ces temps de malbouffe ? Évidemment, certains cherchent les ennuis en réunissant toutes les conditions pour favoriser les problèmes de ce type et leur lot de conséquences, comme les ballonnements, les reflux, la constipation et autres diarrhées. Les grignoteurs intempestifs, les fous de cuisine industrielle et les réfractaires à l'activité physique se reconnaîtront… Un grand coup de balai !, voilà ce que vous promet ce week-end détox dédié à une Digestion royale. Au programme, des aliments stars détox, des eaux infusées purifiantes et des gestes clés pour vous réconcilier avec votre ventre.

Il vous faudra

VOS ALIMENTS :

- ❑ Abricots secs (1 sachet)
- ❑ Ail (1 tête)
- ❑ Amandes (1 sachet)
- ❑ Aubergine (1)
- ❑ Avocat (1)
- ❑ Badiane (2 étoiles)
- ❑ Bananes (2)
- ❑ Betterave (1)
- ❑ Cabillaud (1 pavé)
- ❑ Cacao (1 paquet)
- ❑ Cannelle (2 bâtons)
- ❑ Cannelle en poudre
- ❑ Carottes (4)
- ❑ Céleri branche (1)
- ❑ Chocolat noir (1 tablette)
- ❑ Chou vert (¼)
- ❑ Choucroute cuite (150 g)
- ❑ Ciboulette (1 bouquet)
- ❑ Citrons bio (6)
- ❑ Citrons verts (5)
- ❑ Clous de girofle (2)
- ❑ Concombre (1)
- ❑ Coriandre (1 bouquet)
- ❑ Courgette (1)
- ❑ Crème de soja (1 briquette)
- ❑ Cumin (en grains)
- ❑ Curcuma
- ❑ Dinde (1 blanc)
- ❑ Eau de Vichy Saint-Yorre (1 bouteille)
- ❑ Eau gazeuse
- ❑ Échalote (1)
- ❑ Flocons d'avoine (1 paquet)
- ❑ Gel d'aloe vera (1 bouteille)
- ❑ Fenouil (1)
- ❑ Gingembre (1 cm)
- ❑ Huile d'olive
- ❑ Huile de colza
- ❑ Lait de soja (1 pack)
- ❑ Lapin (1 cuisse)
- ❑ Laurier
- ❑ Menthe (1 bouquet)
- ❑ Moutarde
- ❑ Œufs (3)
- ❑ Oignons (2)
- ❑ Orange bio (2)
- ❑ Pain des fleurs (1 paquet)
- ❑ Pan masala (1 sachet, en boutique indienne)
- ❑ Pastilles Vichy
- ❑ Poire (1)
- ❑ Poireaux (3)
- ❑ Poivre de Cayenne
- ❑ Poivron rouge (1)
- ❑ Pomelo bio (1)
- ❑ Pommes 5 (dont 1 verte)
- ❑ Pommes de terre (2)

- ❑ Pruneaux (1 sachet)
- ❑ Purée d'amandes
- ❑ Riz semi-complet (1 paquet)
- ❑ Salade verte (1)
- ❑ Sirop d'érable (1 flacon)
- ❑ Thé vert bio
- ❑ Thym
- ❑ Tomate (1)

VOS TISANES :

- ❑ Camomille
- ❑ Fleurs de bruyère (ou feuilles de framboisier)
- ❑ Menthe
- ❑ Romarin
- ❑ Tilleul
- ❑ Verveine

VOS HUILES ESSENTIELLES ET PRODUITS BIEN-ÊTRE/BEAUTÉ (EN MAGASINS BIO) :

- ❑ Base lavante
- ❑ Base pour bain
- ❑ Essence de citron
- ❑ Huile essentielle de genièvre
- ❑ Huile essentielle de lavande vraie
- ❑ Huile essentielle de marjolaine des jardins
- ❑ Huile essentielle de romarin à camphre
- ❑ Huile végétale d'argan
- ❑ Huile végétale de macadamia (ou amande douce)
- ❑ Sels d'Epsom

VOS ACCESSOIRES (INDISPENSABLES) :

- ❑ Baskets
- ❑ Blender
- ❑ Bocal en verre de 1 litre
- ❑ Gant de crin
- ❑ Crayons de couleur

VENDREDI SOIR : **PRÉPAREZ VOTRE EAU INFUSÉE DES POMMES, DES POIRES…**

Rincez 1 poire et 1 pomme verte, ôtez le cœur et les pépins et taillez-les en fines tranches. Mettez-les dans un bocal en verre avec 1 bâton de cannelle. Ajoutez 80 cl d'eau de Vichy. Fermez le bocal et placez-le au réfrigérateur.

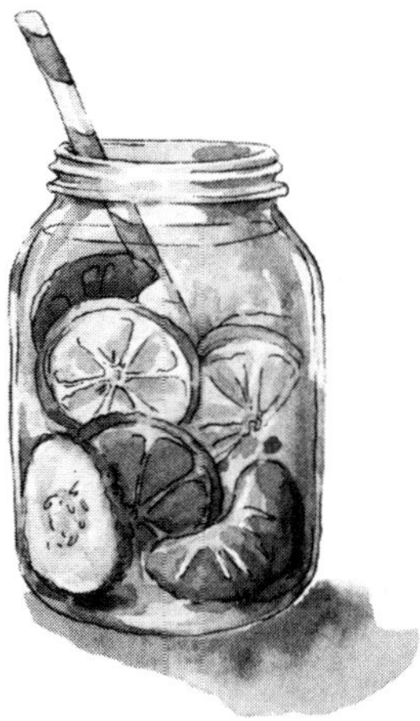

JOUR 1

Opération purification ! Vous êtes prêt à mettre votre système digestif au vert ? Prêt à ne plus vous sentir ballonné, tiraillé, barbouillé ? C'est parti ! Au menu, aujourd'hui, des aliments coupe-feu qui rassasient sans « plomber ». Mais aussi un emploi du temps, heure par heure, qui vous aide à vous relaxer, à vous oxygéner, à vous détoxifier !

7 HEURES

- 1 grand verre d'*Eau infusée Des pommes, des poires...*

8 HEURES

Petit-déjeuner

- *Thé détox* (voir p. 78)
- 3 c. à s. de flocons d'avoine, cannelle, lait de soja
- 1 banane

e-détox. Mais quel est ce silence apaisant qui contribue à réveiller votre corps et votre esprit en douceur ? Mais oui, vous n'avez pas allumé la télé et toute la misère du monde ne passera pas par vous !

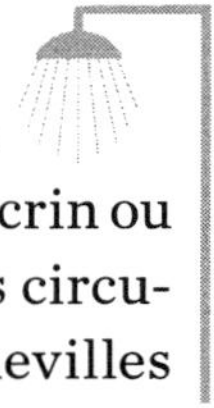

9 HEURES

Douche détox peau neuve. Juste avant de prendre votre douche, enfilez un gant de crin ou en loofa et faites des petits mouvements circulaires sur peau sèche en partant des chevilles et en remontant vers le cœur. Vous n'êtes pas à l'atelier ponçage, ne vous escrimez pas, le principe est d'activer la circulation pour faciliter l'élimination des toxines.

Automassage ventre serein. Pétrissez l'ensemble du ventre avec la pulpe des deux mains pendant 2 ou 3 minutes. Puis suivez le sens du côlon : ascendant, transverse, descendant… soit tout simplement les aiguilles d'une montre ! Appuyez puis relâchez, aux points 3 heures, 6 heures, 9 heures, 12 heures…

10 HEURES

Gym digestion facile. Allongé sur le dos, les genoux sur le ventre, les mains derrière la nuque. Montez les genoux sur la poitrine en décollant légèrement les fesses du sol. Faites 2 séries de 30 répétitions.

11 HEURES

Jus vert Ventrenpaix. Prélevez la chair de ½ avocat. Épluchez ½ concombre, coupez-le dans le sens de la longueur, ôtez les graines. Pressez ½ citron. Mettez tous les ingrédients dans le blender avec 10 cl de gel d'aloe vera comestible (en boutique bio ou diététique), 5 pastilles Vichy et 3 glaçons puis mixez jusqu'à obtention d'une consistance lisse.

12 HEURES

En piste. Allez courir dans les feuilles mortes, marcher au bord du lac, traînez la petite famille jusqu'au bois voisin, redécouvrez votre ville, partez au vide-greniers à vélo... bougez !

13 HEURES

Déjeuner

- Carottes râpées, filet de citron, échalote, curcuma, huile de colza
- Lapin rôti, *carottes Vichy.* Mettez à cuire 250 g de carottes coupées en rondelles de 3 mm environ dans une cocotte avec 1 filet d'huile d'olive, mélangez bien. Recouvrez-les de 25 cl d'eau de Vichy*, ajoutez 1 c. à c. de curcuma, du poivre et poursuivez la cuisson pendant 40 minutes.

---

* L'eau de vichy, grâce au bicarbonate de sodium qu'elle contient, possède des vertus réellement thérapeutiques sur le plan digestif.

- *Compote de pruneaux.* Versez 10 cl d'eau frémissante sur 1 c. à c. de thé vert bio et laissez infuser pendant 5 minutes. Faites cuire 150 g de pruneaux dans le thé pendant 15 minutes à feu doux avec le zeste d'une orange bio. Quand ils sont cuits, mixez-les avec un peu du thé de cuisson et dégustez tiède ou froid.

14-16 HEURES

Rando digestive. Ce matin vous avez redécouvert des muscles endormis par le manque d'activité, et peut-être même le plaisir de vous sentir délassé, après une marche… Il faut persévérer : en hiver, sortez à 14 heures et marchez 2 heures, c'est le moment où la lumière est à son maximum, avec un effet positif sur le mental.

17 HEURES

Collation

- *Thé détox* (voir p. 78)
- 2 *truffes au Pan masala.* Faites fondre 100 g de chocolat noir au bain-marie. Incorporez 2 c. à s. de crème de soja en fouettant énergiquement. Placez au réfrigérateur pendant 2 heures. Prélevez des noix de ganache et façonnez des truffes entre vos mains puis roulez-les dans 50 g de Pan masala (mélange de graines, épices et noix favorisant la digestion, en vente

en boutiques indiennes). Conservez-les au réfrigérateur.

18 HEURES

Yoga stretching. Allongé à plat ventre sur un tapis, les mains à plat de chaque côté de la poitrine, les coudes vers l'arrière. Sur l'inspiration, poussez sur vos mains de manière à vous retrouver à quatre pattes, dos bien droit. Sur l'expiration, descendez les fesses vers les talons, les mains toujours posées au sol devant vous. Allez le plus bas possible, de manière à bien étirer votre colonne vertébrale. Recommencez 10 fois.

19 HEURES

Bain détox aux plantes aromatiques. Mélangez 4 c. à s. de verveine, 4 c. à s. de menthe et 4 c. à s. de romarin. Plongez-les dans 3 litres d'eau bouillante et laissez infuser 15 minutes. Filtrez avant de verser dans l'eau d'un bain très chaud (38 °C). Relaxez-vous pendant 30 minutes. Ne vous rincez pas.

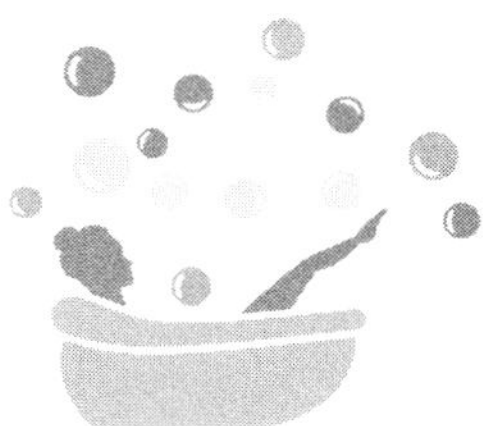

20 HEURES

Dîner

- Poireaux vinaigrette
- Omelette aux herbes et au curcuma, salade verte.
- *Compote de pommes à la badiane.* Pelez et épépinez 2 pommes bio, coupez-les en morceaux et faites-les cuire dans une casserole avec un fond d'eau et 2 étoiles de badiane, 10 minutes sur feu moyen, en mélangeant régulièrement. Ôtez la badiane et écrasez les pommes à la fourchette. Laissez tiédir.

21 HEURES

**PRÉPAREZ VOTRE EAU INFUSÉE
À LA CORIANDRE POUR DEMAIN.**

Rincez 4 citrons verts bio et 4 branches de coriandre. Coupez les citrons en fines tranches. Mettez-les dans un bocal en verre avec la coriandre et versez 80 cl d'eau de source ou filtrée. Placez le bocal fermé au réfrigérateur.

22 HEURES

Réflexologie. Stimulez les points « Côlon ».

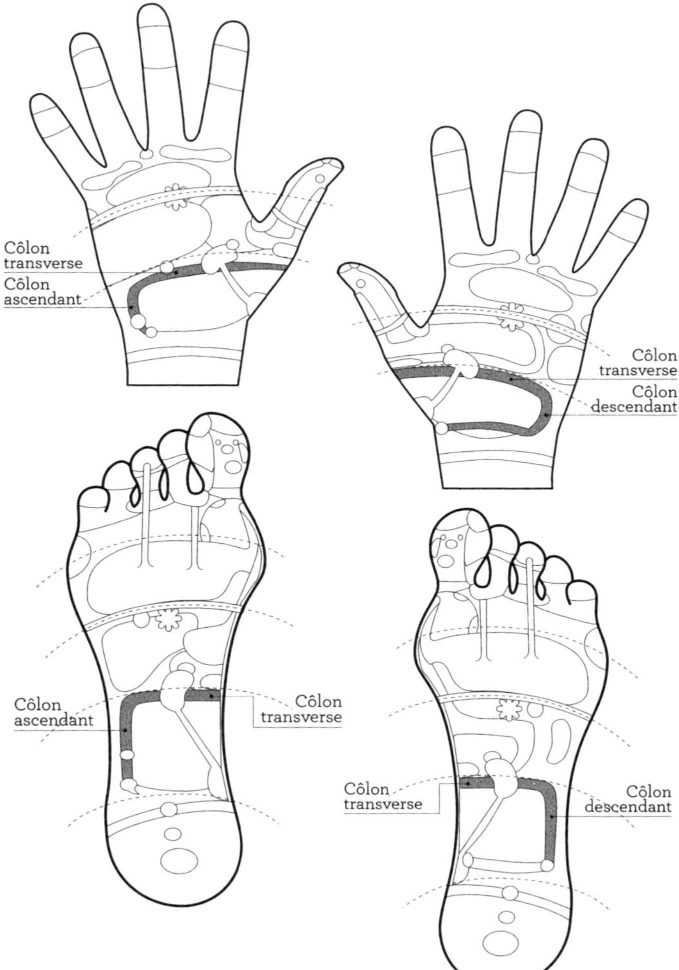

Tisane magique. Jetez ½ c. à c. de tilleul et 1 tête de camomille dans 25 cl d'eau bouillante. Laissez infuser 10 minutes puis filtrez. Buvez tranquillement avant de vous coucher.

23 HEURES

Au lit !

ET ENTRE LES REPAS SI VOUS AVEZ FAIM :

- 1 ou 2 pommes bio
- Eau infusée Des pommes, des poires… à volonté

JOUR 2

Comment se porte votre petit système digestif après cette journée purificatrice ? Moins embrouillé ? Apaisé ? Vous n'avez pas gonflé comme une baudruche ? Ni bataillé pour digérer ? La voie est tracée ! Cette deuxième journée détox a toutes les chances de vous convaincre que c'est aussi une façon de vivre. Lâcher des habitudes qu'on ne savait pas forcément mauvaises et adopter les bons gestes. Prêt pour le déclic ?

7 HEURES

- 1 grand verre d'*Eau infusée à la coriandre*

8 HEURES

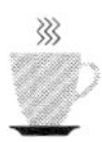

Petit-déjeuner

- *Thé détox* (voir p. 78)
- 6 pruneaux
- 4 tartines craquantes au sarrasin (au rayon bio), purée d'amandes

9 HEURES

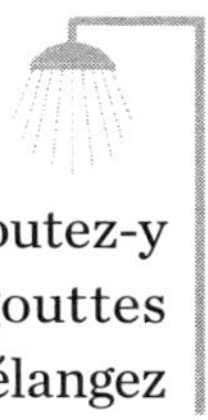

Douche coup de fouet. Procurez-vous un flacon de 50 cl de base lavante neutre, ajoutez-y 1 cuillère à soupe d'huile d'argan, 60 gouttes d'huile essentielle de lavande officinale. Mélangez bien et laissez reposer 48 heures avant d'utiliser comme un gel douche classique.

Automassage paix du ventre. Juste après la douche, versez 1 goutte d'huile essentielle de romarin à camphre dans 1 c. à s. d'huile végétale (d'amande douce ou de macadamia). Appliquez sur l'abdomen et massez lentement, dans le sens des aiguilles d'une montre, en insistant sur la région du foie.

10 HEURES

Gym lâcher-prise. Allongé sur le dos, genoux pliés, bras tendus en arrière : inspirez. Expirez en soulevant le bassin. Inspirez. Expirez en ramenant les bras le long du corps et posez le dos au sol. Répétez 5 fois.

11 HEURES

Jus vert pétillant. Mettez dans le blender ¼ de concombre coupé en tronçons, 1 cm de gingembre pelé, le jus de 1 citron vert et 6 feuilles de menthe. Mixez jusqu'à obtenir une consistance lisse. Versez dans un grand verre et complétez d'eau gazeuse.

12 HEURES

En piste. Hier, vous avez redécouvert des muscles endormis par le manque d'activité, et peut-être même le plaisir de vous sentir délassé, après une marche... Il faut persévérer : en hiver, échappez-vous entre 12 heures et 14 heures et marchez ½ heure, c'est le moment où la lumière est à son maximum, avec un effet positif sur le mental. En été, les journées sont longues, lancez-vous des défis : une marche à la fraîche (le matin ou en fin de journée) de ½ heure aujourd'hui, demain, vous visez 15 minutes de plus !

13 HEURES

Déjeuner

- Salade de betteraves, graines de cumin, huile d'olive
- *Choucroute de la mer.* Déposez dans le panier du cuit-vapeur 2 pommes de terre et 1 pavé de cabillaud arrosé de jus de citron et saupoudré de curcuma, laissez cuire pendant 10 minutes. Salez et poivrez. Réchauffez 150 g de choucroute cuite nature. Disposez la choucroute dans l'assiette et le poisson en cubes par-dessus.
- *Banane au four.* Coupez une banane dans la longueur sans l'éplucher. Mettez-la dans un petit plat allant au four et saupoudrez-la de

2 c. à c. de cacao. Enfournez à 210 °C pour 10 minutes de cuisson.

14-16 HEURES

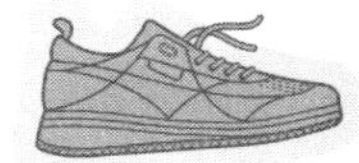

Marche rapide. Aujourd'hui, alternez marche tranquille et marche soutenue. Si votre activité physique se résume à une sieste, faites-vous violence, montez au moins 6 étages à pied, et même sur la pointe des pieds, ou l'équivalent, en boudant l'ascenseur des grands magasins, du métro, dans votre immeuble...

17 HEURES

Collation

- *Citronnade.* Pressez le jus d'un citron dans de l'eau en respectant le chiffre d'or de la citronnade : un tiers de jus de citron pour deux tiers d'eau.
- 5 amandes, 2 abricots secs

18 HEURES

Relax Max. Assis sur une chaise, le dos droit, les épaules le plus détendues possible. Sur l'inspiration, posez votre main droite sur votre épaule gauche. Sur l'expiration tournez votre tête vers la droite pour étirer les muscles de l'épaule gauche. Changez de côté et répétez cet exercice 10 fois.

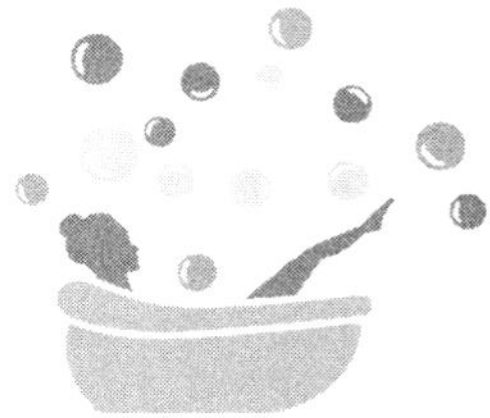

19 HEURES

Détox cutanée aux sels d'Epsom aroma. Versez 5 gouttes d'essence de citron et 5 gouttes d'huile essentielle de genièvre dans un verre de sels d'Epsom. Jetez le tout dans l'eau d'un bain bien chaud (38 °C), brassez. Barbotez 20 à 30 minutes avant de vous rincer à l'eau fraîche.

20 HEURES

Dîner

- *Soupe détox* (voir p. 91)
- Blanc de dinde au citron, riz semi-complet, courgettes. Découpez 1 blanc de dinde en fines lanières. Recouvrez-les du jus de 1 citron, saupoudrez de curcuma, mélangez et placez au frais pendant au moins 10 minutes. Faites dorer ½ oignon émincé dans une poêle avec un filet d'huile d'olive. Égouttez la dinde et faites-la sauter dans la poêle pendant 5 minutes.
- *Bouillon d'agrumes.* Détaillez 1 orange bio, 1 citron bio, ½ pomelo bio en fines rondelles, sans les peler. Plongez-les dans 30 cl d'eau froide avec un bâton de cannelle et 2 clous de girofle. Portez doucement à frémissements et laissez cuire 25 minutes. Filtrez avant de boire bien chaud.

21 HEURES

e-détox. C'est dimanche, vous êtes autorisé à allumer votre smartphone ! Pas si vite... ne vous ruez pas sur Candy Crush ! Allez plutôt télécharger l'application Phone detox, Off-time ou encore Flip'd. Elles permettent de mieux gérer son téléphone : activer, désactiver, régler les applis, les appels, fixer les limites de sa vie connectée...

N'allez pas gâcher cette semaine parfaite en vous scotchant devant le film du soir... C'est un divertissement, certes, mais aussi une source de stress. Et si vous profitiez de ce temps libre pour faire un petit coloriage et vous préparer façon zen à cette semaine qui va commencer ?

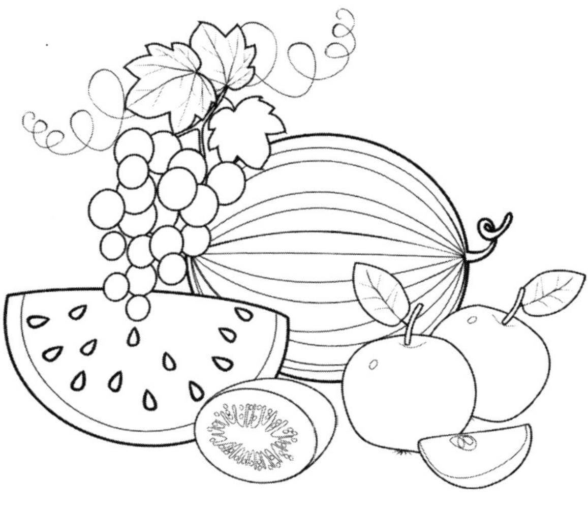

22 HEURES

Massage énergétique. Pressez les points réflexes qui favorisent le confort digestif pendant 3 minutes après chaque repas.

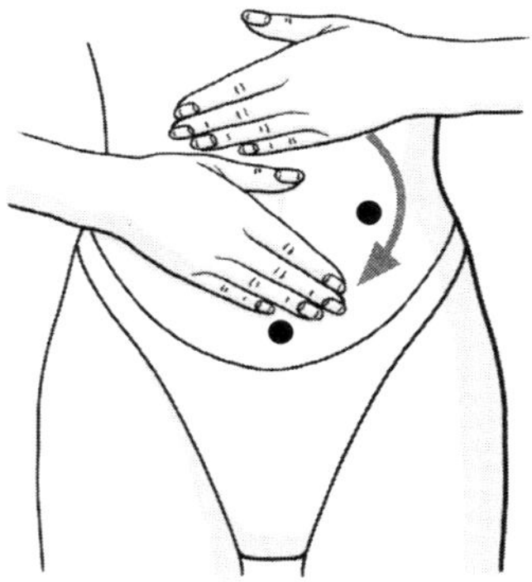

Tisane magique. Jetez 1 c. à s. de fleurs de bruyère (ou feuilles de framboisier, très efficaces pour faciliter la digestion, mais particulières au goût : ajoutez alors 1 c. à c. de miel) dans 25 cl d'eau bouillante. Laissez infuser 10 minutes puis filtrez.

23 HEURES

Au lit !

ET ENTRE LES REPAS SI VOUS AVEZ FAIM :

- 1 ou 2 pommes bio
- Eau infusée à la coriandre à volonté

Détox • 3

WEEK-END DÉTOX BEAUTÉ

Vous pensez que deux PETITS jours pour repasser ce teint brouillé et chasser ces larges cernes qui pochent vos yeux, c'est peu ? Pas quand on vous prend par la main et que l'on vous suggère, heure par heure, comment prendre le mal à la racine ! Cela devient alors deux GROS jours de purification, avec un coach à la maison qui vous évite les faux pas, équilibre vos repas, organise des activités physiques et des plages d'apaisement...

Il vous faudra

VOS ALIMENTS :

- ❑ Abricots (2)
- ❑ Abricots secs (1 sachet)
- ❑ Agar-agar
- ❑ Ananas frais (1)
- ❑ Artichaut (1)
- ❑ Beurre (1 mini-tablette)
- ❑ Bicarbonate
- ❑ Cabillaud (1 pavé)
- ❑ Cannelle (1 bâton)
- ❑ Cannelle en poudre
- ❑ Carottes (7)
- ❑ Céleri branche (1)
- ❑ Citrons bio (5)
- ❑ Citron vert bio (1)
- ❑ Courgettes (2)
- ❑ Curcuma
- ❑ Eau de rose
- ❑ Épinards (300 g)
- ❑ Figues sèches (1 sachet)
- ❑ Framboises (fraîches ou surgelées 150 g)
- ❑ Gingembre (3 cm)
- ❑ Grenade (1)
- ❑ Huile d'olive
- ❑ Huile de colza
- ❑ Jus de carotte bio (1 bouteille)
- ❑ Kiwis (2)
- ❑ Lait d'amande (1 pack)
- ❑ Lait de soja (1 pack
- ❑ Lait entier (25 cl)
- ❑ Mâche (1 poignée)
- ❑ Menthe (1 bouquet)
- ❑ Miel d'acacia
- ❑ Moutarde
- ❑ Muesli sans sucre ajouté (1 paquet)
- ❑ Muscade
- ❑ Noix (1 sachet)
- ❑ Noix de pécan (1 sachet)
- ❑ Orange bio (2)
- ❑ Pain complet
- ❑ Pamplemousse (1)
- ❑ Pastèque (1 tranche)
- ❑ Petits pois surgelés (250 g)
- ❑ Poivre
- ❑ Poivre de Cayenne
- ❑ Pommes bio (7 dont 1 golden et 1 granny-smith)
- ❑ Poudre d'amandes
- ❑ Poulet (1 blanc)
- ❑ Raisins secs (1 sachet)
- ❑ Riz basmati (1 paquet)
- ❑ Romarin
- ❑ Saumon (1 pavé)
- ❑ Sel de mer
- ❑ Sirop d'érable (1 flacon)
- ❑ Spiruline en poudre
- ❑ Sucre roux en poudre
- ❑ Thé blanc

- ❑ Thé vert bio
- ❑ Vinaigre de cidre

VOS TISANES :

- ❑ Cannelle séchée
- ❑ Hibiscus
- ❑ Menthe
- ❑ Prêle
- ❑ Verveine

VOS HUILES ESSENTIELLES ET PRODUITS BIEN-ÊTRE/BEAUTÉ (EN MAGASINS BIO) :

- ❑ Base pour bain
- ❑ Essence de bergamote
- ❑ Essence de citron
- ❑ Essence d'orange douce
- ❑ Huile essentielle de lavande officinale
- ❑ Huile essentielle de menthe poivrée
- ❑ Huile essentielle de rose de Damas
- ❑ Huile végétale d'amande douce
- ❑ Huile végétale d'argan
- ❑ Huile végétale de calophylle
- ❑ Huile végétale de noyau d'abricot
- ❑ Huile végétale de rose musquée
- ❑ Hydrolat de rose
- ❑ Hydrolat de lavande
- ❑ Poudre de noyaux d'abricot

VOS ACCESSOIRES (INDISPENSABLES) :

- ❑ Baskets
- ❑ Blender
- ❑ Bocal en verre de 1 litre
- ❑ Gant de crin
- ❑ Crayons de couleur

VENDREDI SOIR : **PRÉPAREZ VOTRE EAU INFUSÉE POMME CANNELLE POUR DEMAIN**

Rincez 1 granny-smith bio, coupez-la en 4, ôtes le cœur puis détaillez-la en très fines tranches. Mettez-les dans un bocal en verre avec 1 bâton de cannelle et versez 80 cl d'eau de source ou filtrée. Placez le bocal fermé au réfrigérateur.

JOUR 1

Entrez dans le monde merveilleux des eaux de beauté, des légumes, des fruits, des herbes fraîches et des astuces détox glissées dans votre assiette ! Simples et très efficaces, nos recettes vont vous faire goûter au plaisir de manger bon et sain. Mais cela se passe aussi ailleurs qu'à table : ce week-end détox va vous débrancher de votre rythme et vous imposer le sien. Mais c'est pour la bonne cause !

7 HEURES

1 grand verre d'*Eau infusée pomme cannelle*

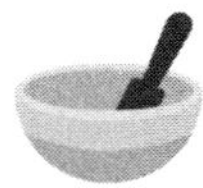

Atelier beauté : sourire détox. Versez du bicarbonate sur le dentifrice étalé sur votre brosse à dents. Procédez au brossage comme d'habitude (du rose vers le blanc, pas horizontalement, il faut vous le dire combien de fois ?), puis rincez bien.

8 HEURES

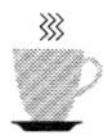

Petit-déjeuner

- *Thé détox* (voir p. 78)
- 2 kiwis
- 3 c. à s. de muesli sans sucre ajouté, lait de soja

e-détox. À partir d'aujourd'hui, désactivez la fonction sonore vous avertissant de nouveaux messages et mails. Mettez le mode avion ou éteignez votre téléphone chaque fois que possible. Filtrez les personnes pouvant vous joindre par SMS, téléphone ou via des réseaux sociaux. Faites le ménage dans vos alertes push.

9 HEURES

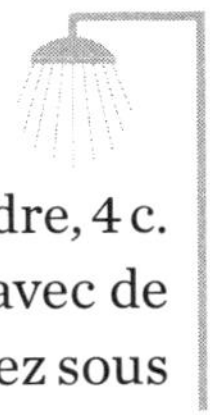

Douche P'eau neuve. Mélangez 2 c. à s. de poudre d'amandes, 1 c. à s. de vinaigre de cidre, 4 c. à s. d'huile d'amande douce. Complétez avec de l'eau de source pour obtenir une pâte. Filez sous la douche, lavez-vous, fermez le robinet d'eau le temps de faire votre gommage : prélevez un peu de mélange, appliquez-le sur la peau en formant des mouvements circulaires. Insistez sur les zones à peau calleuse : genoux, coudes, talons... Prenez votre temps. Rincez à grande eau, tiède, et terminez par un jet d'eau froide.

Automassage lymphatique du visage et du cou : il peut ne durer que quelques minutes, cela n'a pas d'importance. Mais massez doucement et peu profondément en suivant bien les traits et « nœuds » dessinés ci-dessous. Ils correspondent au système lymphatique, dont l'une des charges principales est d'éliminer les toxines. Un peu comme des canaux éboueurs, en somme. Or, ces pauvres canaux sont totalement dépourvus de muscles ou de toute aide mécanique pour faire progresser les déchets jusqu'à leur ultime destination : la sortie. Les masser, c'est forcément les aider. Doucement ! Le système lymphatique se trouve tout juste sous la surface de la peau et non pas en profondeur, contrairement aux muscles par exemple. Alors patte de velours, on caresse plus qu'on ne pétrit.

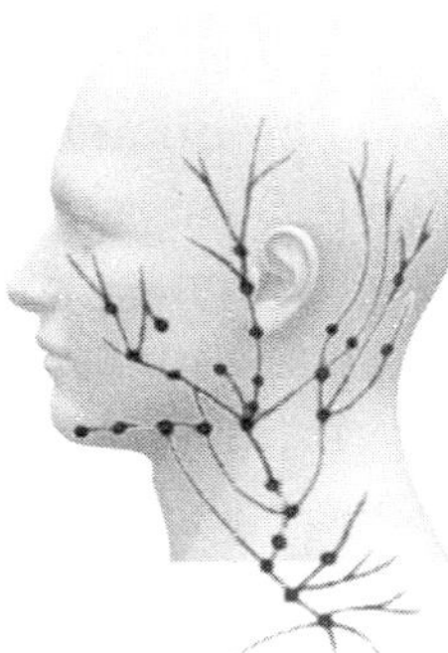

Atelier beauté : gommage à l'abricot.

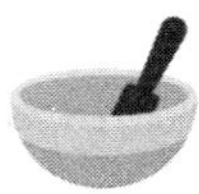

Débrouillez aussi votre teint : faites un gommage à base de poudre de noyaux d'abricot (en boutiques diététiques) : mélangez 1 c. à s. de poudre avec un peu d'huile de noyau d'abricot, appliquez sur la peau en frottant doucement par mouvements circulaires. Rincez abondamment à l'eau fraîche.

10 HEURES

Plus belle la gym. Misez sur les superpouvoirs de l'endorphine, cette hormone dite « du bonheur » par les sportifs assidus. Trouvez le moyen de monter l'équivalent de 4 étages à pied : métro, immeuble, grand magasin, butte Montmartre...

11 HEURES

Jus vert Belpo. Versez dans le blender 15 cl de jus de carotte bio, ½ granny-smith pelée et épépinée, 1 branche de céleri coupée en tronçons et ¼ de betterave crue détaillée en morceaux. Mixez jusqu'à obtention d'une consistance homogène.

12 HEURES

En piste. Hop ! sautez dans des chaussures adaptées, et en route pour une marche rapide de 1 heure. Ne forcez pas l'allure, chacun son rythme. Quelque chose nous dit que demain, vous aurez envie d'aller un peu plus vite. On prend rapidement goût aux bonnes choses, et cette activité est une alliée de choix dans une opération détox.

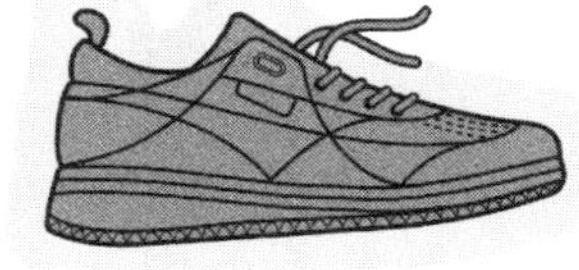

13 HEURES

Déjeuner

- *Carottes à l'orange.* Râpez 1 carotte, arrosez-la du jus de ½ orange, ajoutez 1 c. à s. d'huile d'olive, ½ c. à c. de curcuma et du poivre. Parsemez d'un zeste de citron bio râpé.
- Pavé de cabillaud au curcuma, riz basmati et courgettes vapeur
- *Pannacotta aux abricots.* Mixez 2 abricots dénoyautés avec 10 cl de lait d'amande et 1 g d'agar-agar. Portez à ébullition puis laissez frémir 1 minute en remuant sans arrêt. Mélangez cette préparation avec le coulis d'abricot et versez dans une verrine. Placez au réfrigérateur au moins 2 heures.

14-16 HEURES

En piste (oui, encore !). Chaussez vos baskets de puissance et en route pour une marche rapide de 30 minutes, retour tranquille. Si vous passez la journée avec des enfants, participez à leurs jeux : football, raquettes, vélo, piscine... Ils s'amusent de votre lenteur ? Rira bien qui rira le dernier, vous travaillez en sous-main à votre détox !

17 HEURES

Collation

- *Citronnade* (voir p. 110)
- 2 abricots secs, 5 amandes

18 HEURES

Yoga beauté. À quatre pattes, les mains et les genoux dans l'axe des épaules et des hanches, laissez le dos se placer dans sa position naturelle. Les pieds sont tendus et la tête dans le prolongement de la colonne vertébrale. Le ventre est contracté. Inspirez lentement en creusant le dos. Bombez le torse et redressez la tête. Puis expirez lentement en arrondissant le dos et en baissant la tête. Faites 10 respirations complètes.

19 HEURES

Bain sunshine. Mélangez 5 gouttes d'huile essentielle de lavande officinale et 5 gouttes d'essence d'orange douce dans 1 c. à s. de base pour bain. Faites couler l'eau (38 °C), versez votre mélange aromatique dans le bain. Restez-y 20 minutes, faites le vide.

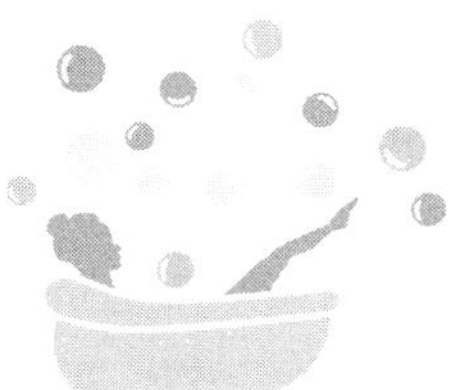

20 HEURES

Dîner

- *Soupe autobronzante.* Grattez 2 carottes, coupez-les en tronçons et plongez-les dans une casserole d'eau bouillante avec 1 branche de romarin effeuillée. Couvrez et laissez cuire 15 minutes. Pendant ce temps rincez et pressez ½ orange bio, râpez son zeste et 1 petit morceau de gingembre pelé. Ajoutez-les dans la casserole ainsi que 1 pincée de curcuma. Salez et poivrez. Poursuivez la cuisson 10 minutes. Versez le tout dans le blender et mixez jusqu'à obtenir une consistance crémeuse
- Pavé de saumon vapeur, épinards fondus à la poêle avec un filet d'huile d'olive, riz basmati
- *Pomme au four.* Lavez 1 golden bio, essuyez-la. Ôtez le cœur à l'aide d'un vide-pomme sans transpercer le fond, saupoudrez de 2 pincées de cannelle et placez-la dans le panier du cuit-vapeur pour 15 minutes de cuisson.

21 HEURES

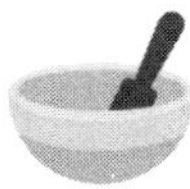

Atelier beauté : hammam facial. Halte à la grise mine ! Cette pause antipolluants est moins radicale qu'une séance de hammam, mais elle a le mérite de pouvoir se passer à la maison et de ne pas devoir sortir après. Démaquillez-vous soigneusement, si besoin. Dans un grand bol, versez de l'eau frémissante, ajoutez 2 gouttes d'essence de citron et 2 gouttes d'essence de bergamote, placez votre visage au-dessus du bol et recouvrez votre tête avec une serviette éponge. Profitez de ce hammam facial durant une dizaine de minutes. Vous entendez les pores qui s'ouvrent, tout détendus, pour chasser les résidus chimiques qui les engluaient ?

PRÉPAREZ VOTRE EAU INFUSÉE DE PASTÈQUE GRENADE POUR DEMAIN.

Égrainez 1 grenade. Détaillez 1 tranche de pastèque non pelée en fines tranches et 1 citron vert en rondelles. Mettez tous les fruits dans un bocal en verre et couvrez de 80 cl d'eau de source ou filtrée. Placez le bocal fermé au réfrigérateur.

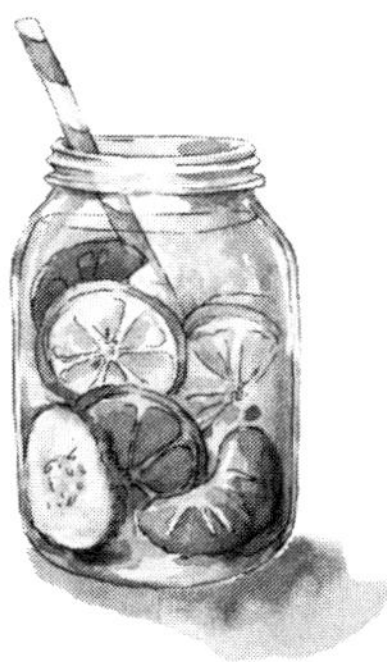

22 HEURES

Réflexologie. La zone réflexo des cheveux se trouvant pile sur les ongles, pincez-les assez fortement pour une stimulation efficace.

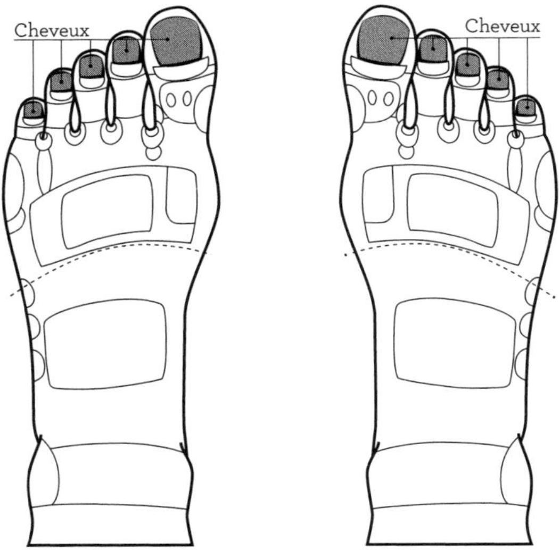

Tisane magique Bôteint. Versez 1 c. à s. de menthe et 1 c. à s. de prêle dans 1 litre d'eau bouillante. Couvrez et laissez frémir pendant 10 minutes. Filtrez.

23 HEURES

Au lit !

ET ENTRE LES REPAS SI VOUS AVEZ FAIM :

- 1 ou 2 pommes bio
- Eau infusée pomme cannelle à volonté

JOUR 2

Alors ? L'idée de ne plus vous empoisonner la vie, ça n'est pas excitant ? Vos premiers pas vers une hygiène beauté détox vous ont-ils fait entrevoir le plaisir d'être seule maîtresse à bord ? De votre assiette, aidée par nos recettes, mais maîtresse aussi de votre corps, avec des muscles réveillés, une peau purifiée. Et une tête bien reposée. Franchement, elle est pas belle votre vie ?

7 HEURES

1 grand verre d'*Eau infusée de pastèque grenade*

Atelier beauté : tonique réveil. Dans un flacon-pompe de 10 cl, versez 3 c. à s. d'hydrolat de lavande, 3 c. à s. d'hydrolat de rose, 2 c. à s. de vinaigre de cidre. Secouez énergiquement le flacon. Imbibez un coton de ce tonique pour réveiller votre peau.

8 HEURES

Petit-déjeuner

- *Thé détox* (voir p. 78)
- ½ pamplemousse
- 3 tranches de pain complet, beurre frais, 1 c. à c. de miel d'acacia

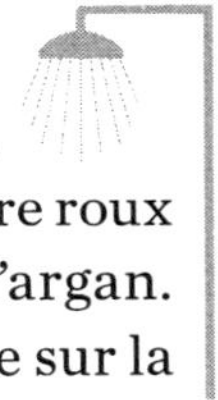

9 HEURES

Douche exfoliante « fraîcheur de vivre ». Mélangez 2 c. à s. de sel fin, 3 c. à s. de sucre roux en poudre et 3 c. à s. d'huile végétale d'argan. Prélevez un peu de mélange, appliquez-le sur la peau en formant des mouvements circulaires. Rincez soigneusement à l'eau presque froide.

Automassage raffermissant visage. Mélangez 5 gouttes d'huile essentielle de lavande officinale, 3 gouttes d'huile essentielle de rose de Damas et 2 gouttes d'essence de citron dans 5 ml d'huile végétale de rose musquée. Versez un peu de ce mélange dans le creux de votre main, étalez-le sur tout votre visage et votre cou en évitant les paupières. Placez vos deux mains sous le menton et remontez-les lentement, la paume bien à plat, vers les joues en un massage léger. Placez ensuite vos mains au milieu de votre front et masser du centre vers les tempes. Avec la pulpe de vos pouces, lissez maintenant les sourcils en allant doucement du centre vers la périphérie du visage. Avec le plat des doigts, tapotez doucement vos joues du nez jusqu'aux oreilles. Pincez doucement, entre le pouce et l'index, la peau le long de l'arête maxillaire, des oreilles jusqu'au milieu du menton.

10 HEURES

Oxygénation beauté. Debout, les pieds joints, bras le long du corps, inspirez profondément en gonflant le ventre tout en levant les bras tendus devant vous au-dessus de la tête. Expirez en rentrant le ventre et en descendant tout doucement les bras jusqu'à la position initiale. Bloquez votre souffle trois secondes, puis recommencez la série dix fois de suite.

11 HEURES

Jus vert jeunesse. Faites infuser 1 c. à c. de thé vert bio dans une tasse d'eau frémissante avant de filtrer. Versez dans une petite casserole, portez à ébullition avec 1 cm de racine de gingembre pelé et laissez frémir pendant 10 minutes. Ôtez le gingembre et laissez refroidir. Versez dans le blender le thé, 10 cl de jus de carotte bio, le jus de ½ citron et mixez jusqu'à obtention d'une consistance mousseuse.

12 HEURES

Gym beauté. Sont exonérés de gym, tous ceux qui font « atelier ménage » (passer l'aspirateur est reconnu par la Fédération française des diabétiques comme une activité santé). Certains autres fileront à leur cours de yoga, tai-chi, aquagym... Les autres : sautez à la corde. Le saut à la corde, en plus de muscler nos fesses, nos mollets et nos bras, opère un massage des veines profondes, assurant un retour sanguin vers le cœur dynamique. Rançonnez un enfant de votre entourage pour obtenir la fameuse corde à sauter ou trouvez-en une dans un magasin de sport. La bonne longueur ? Placez un de vos pieds au milieu de la corde et relevez les poignées le long de votre corps. Si vous êtes débutant, ou pour davantage de confort, les poignées doivent arriver au niveau des épaules. La corde de l'expert pourra être réduite jusqu'à ce que les poignées atteignent les dernières côtes, voire le nombril... Attention aux courbatures : une première séance ne doit pas dépasser les 10 minutes tout compris. Sautez 20 secondes. Récupérez 30 secondes, ainsi de suite.

13 HEURES

Déjeuner

- *Soupe de petits pois à la menthe.* Plongez 250 g de petits pois surgelés dans 50 cl d'eau bouillante salée pendant 5 minutes. Versez-les dans le blender avec 5 feuilles de menthe et la moitié de l'eau de cuisson. Poivrez et consommez froid ou chaud selon la saison.
- Artichaut, *vinaigrette détox* (voir p. 81)
- *Granité express thé blanc framboises.* Faites infuser 1 c. à c. de thé blanc dans 10 cl d'eau

frémissante pendant 10 minutes puis filtrez. Rincez rapidement 200 g de framboises (fraîches ou surgelées) et versez-les dans le bol du blender. Ajoutez le thé et 1 c. à s. d'eau de rose puis mixez.

14 HEURES – 16 HEURES

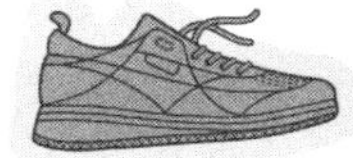

Marche fractionnée, 30 minutes. Marchez d'un bon pas pendant 5 minutes pour vous échauffer. Puis accélérez votre rythme en marchant deux fois plus vite pendant 3 minutes (votre respiration doit s'accélérer, vous ne pouvez plus parler). Ralentissez pendant 2 minutes puis reprenez votre marche rapide pendant 3 minutes.

17 HEURES

Collation

- *Nectar d'hibiscus.* Portez 25 cl d'eau à ébullition. Hors du feu jetez-y 1 c. à s. de fleurs séchées d'hibiscus et laissez infuser jusqu'à ce que la préparation devienne pourpre. Filtrez.
- 5 noix, 1 petite poignée de raisins secs.

18 HEURES

Pause détente. Concentrez-vous sur votre respiration. Inspirez en comptant jusqu'à 4, expirez sur le même rythme. Lorsqu'une pensée survient, laissez-la passer sans chercher à la retenir ni à la chasser. Vous « accusez réception » de la pensée et hop ! vous la laissez filer. Reconnectez-vous alors à votre souffle. Inspirez en comptant jusqu'à 4, expirez 2, 3, 4...

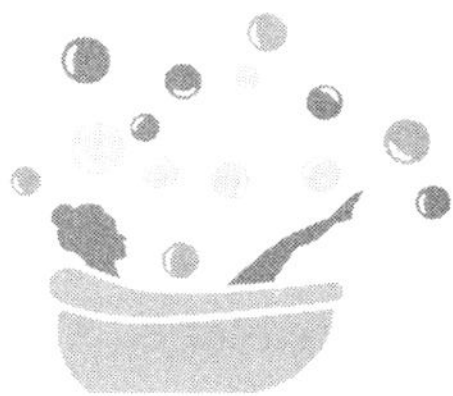

19 HEURES

Bain exfoliant. Dans un saladier, mélangez 1 verre (style verre à moutarde) de sel de mer, 1 verre de bicarbonate et 10 gouttes d'huile essentielle de lavande officinale. Faites couler l'eau (38 °C), versez le mélange dans le bain et plongez-vous dans la baignoire pour 20 minutes de détente. Terminez par une douche tiède en vous rinçant soigneusement afin d'évacuer tout résidu de sel, mais sans vous laver.

20 HEURES

Dîner

- *Soupe froide de carottes.* Pelez 2 carottes, coupez-les en tronçons. Mettez-les dans le bol du blender avec 6 noix de pécan, le jus de 1 orange, 1 pincée de muscade et 15 cl d'eau filtrée. Mixez jusqu'à obtention d'une consistance lisse. Servez parsemé de 6 brins de ciboulette ciselés.

- *Poulet au citron,* purée de carotte et riz basmati. Découpez 1 blanc de poulet en fines lanières. Recouvrez-les du jus de 1 citron, saupoudrez de curcuma, mélangez et placez au frais pendant au moins 10 minutes (1 ou 2 heures c'est mieux). Faites dorer ½ oignon émincé dans une poêle avec un filet d'huile d'olive. Égouttez le poulet et faites-le sauter dans la poêle pendant 5 minutes.
- 2 tranches d'ananas frais

21 HEURES

Arthérapie. À vos crayons de couleur !

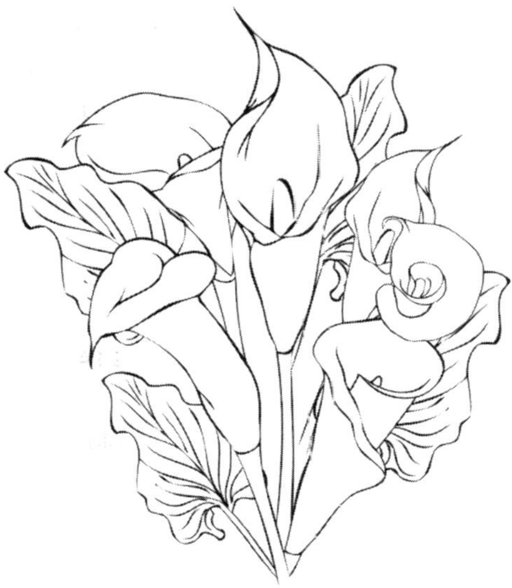

22 HEURES

Massage énergétique. Pour une bonne santé capillaire, pressez ce point situé sur le pouce.

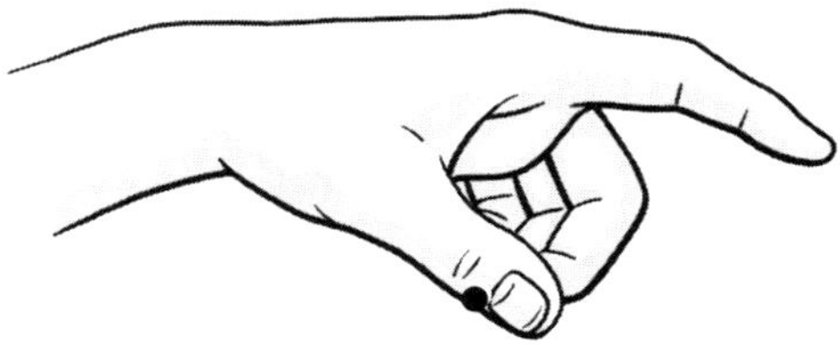

Tisane magique. Jetez 5 g d'écorce de cannelle dans 20 cl d'eau bouillante. Laissez frémir pendant 10 minutes, puis infuser pendant 5 minutes et filtrez.

23 HEURES

Au lit !

ET ENTRE LES REPAS SI VOUS AVEZ FAIM :

- 1 ou 2 pommes bio
- Eau infusée pastèque grenade à volonté

Détox • 4

WEEK-END DÉTOX ZEN

Dénouer, apaiser, déstresser… c'est la mission qui vous attend durant ce week-end choc où tout doit disparaître. Dehors les tox ! Place aux aliments cessez-le-feu et qui favorisent l'élimination par tous les pores. Des grandes eaux, des brassées de vitamines, des oméga 3… et des coups de pouce malins qui dopent la détox tout en chouchoutant votre système digestif.

Il vous faudra

VOS ALIMENTS :

- ❑ Amandes (1 sachet)
- ❑ Amandes effilées (1 sachet)
- ❑ Aneth (1 bouquet)
- ❑ Avocat (1)
- ❑ Bananes (2)
- ❑ Basilic (1 bouquet)
- ❑ Betterave crue (1)
- ❑ Beurre (1 mini-tablette)
- ❑ Bouillon de légumes bio
- ❑ Bulots (10)
- ❑ Cabillaud (1 pavé)
- ❑ Cannelle (1 bâton)
- ❑ Cannelle en poudre
- ❑ Carottes (6)
- ❑ Cassis (frais ou surgelés 100 g)
- ❑ Céleri branche (2)
- ❑ Céleri-rave (¼)
- ❑ Cerises (fraîches ou surgelées 100 g)
- ❑ Ciboulette (1 bouquet)
- ❑ Citrons bio (7)
- ❑ Citron vert bio (1)
- ❑ Clémentines (2 ou 1 orange)
- ❑ Concombre (1)
- ❑ Coriandre (1 bouquet)
- ❑ Cresson (1 poignée)
- ❑ Crevettes cuites (80 g)
- ❑ Cumin (en graines)
- ❑ Curcuma
- ❑ Eau de fleur d'oranger
- ❑ Eau de rose
- ❑ Eau gazeuse (1 bouteille)
- ❑ Échalote (1)
- ❑ Épinards (pousses 1 poignée)
- ❑ Fenouil (1)
- ❑ Flocons d'avoine (1 paquet)
- ❑ Fraises (250 g)
- ❑ Fromage blanc (1 portion)
- ❑ Fromage frais à tartiner
- ❑ Gingembre frais (3 cm)
- ❑ Graines de sésame
- ❑ Huile d'olive
- ❑ Huile de colza
- ❑ Huîtres (6)
- ❑ Jus de carotte bio (1 bouteille)
- ❑ Jus de raisin rouge (1 bouteille)
- ❑ Lait de soja (1 pack)
- ❑ Lait de soja vanille (1 pack)
- ❑ Miel
- ❑ Noisettes (1 sachet)
- ❑ Noix (1 sachet)
- ❑ Œuf (1)
- ❑ Oignon (2)

- ❑ Oranges bio (4)
- ❑ Pain complet (1)
- ❑ Pâtes complètes (1 paquet)
- ❑ Persil plat (1 bouquet)
- ❑ Poire 1
- ❑ Poires (2)
- ❑ Poivre
- ❑ Poivre de Cayenne
- ❑ Pommes bio (6) dont 3 granny-smith
- ❑ Purée d'amandes
- ❑ Quetsches (400 g)
- ❑ Quinoa (1 paquet)
- ❑ Raisins secs (1 sachet)
- ❑ Riz basmati (1 paquet)
- ❑ Safran
- ❑ Salade romaine (1)
- ❑ Sardines à l'huile d'olive (1 boîte)
- ❑ Saumon fumé (2 tranches)
- ❑ Sirop d'érable (1 flacon)
- ❑ Spiruline en poudre
- ❑ Thé vert bio
- ❑ Tourteau (½)
- ❑ Vanille (1 gousse)
- ❑ Vinaigre de cidre

VOS TISANES :

- ❑ Mélisse
- ❑ Fleurs d'oranger

VOS HUILES ESSENTIELLES ET PRODUITS BIEN-ÊTRE/BEAUTÉ (EN MAGASINS BIO) :

- ❑ Base pour bain
- ❑ Essence de citron
- ❑ Huile essentielle de cannelle
- ❑ Huile essentielle de cyprès de Provence
- ❑ Huile essentielle d'épinette noire
- ❑ Huile essentielle de genévrier
- ❑ Huile essentielle de géranium Bourbon
- ❑ Huile essentielle de lavande vraie
- ❑ Huile essentielle de marjolaine des jardins
- ❑ Huile essentielle de pin sylvestre
- ❑ Huile végétale d'amande douce
- ❑ Huile végétale de noisette
- ❑ Huile végétale de noyau d'abricot
- ❑ Poudre d'amandes
- ❑ Poudre de noyaux d'abricot

VOS ACCESSOIRES (INDISPENSABLES) :

- ❑ Baskets
- ❑ Blender
- ❑ Bocal en verre de 1 litre
- ❑ Gant de crin
- ❑ Crayons de couleur
- ❑ Pot à confiture

VENDREDI SOIR : **PRÉPAREZ VOTRE EAU INFUSÉE DE CONCOMBRE, GINGEMBRE ET BASILIC POUR DEMAIN**

Détaillez ½ concombre et 2 cm de gingembre pelé en fines lamelles. Déposez-les dans un bocal en verre avec 2 branches de basilic. Versez 80 cl d'eau de source ou filtrée. Placez le bocal fermé au frais.

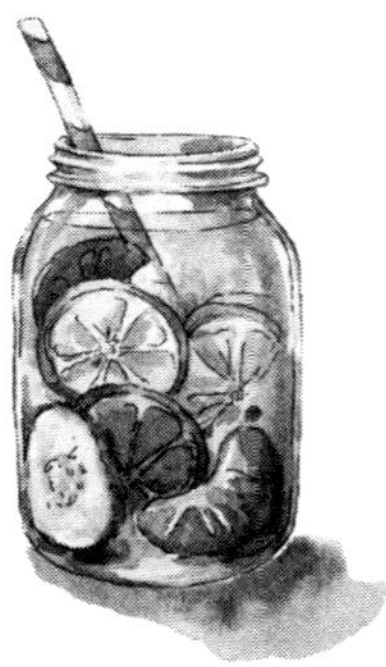

JOUR 1

Ça y est ? Vous avez enfilé votre costume de videur, avec les pectoraux, les gros bras et la détermination de ne laisser entrer dans votre organisme que les VIP ? C'est bien, car votre job, durant ces deux jours, va consister à ça : seuls les aliments stars autorisés et les gestes détox préconisés auront droit d'entrée. Tout est prévu pour que cela se passe en douceur. À vous la zen attitude !

7 HEURES

- 1 grand verre d'*Eau infusée de concombre, gingembre et basilic*

8 HEURES

Petit-déjeuner

- *Thé détox* (voir p. 78)
- *Muesli vitaminé.* Mélangez 3 c. à s. de flocons d'avoine, 50 g de raisins secs, 3 noix et 3 amandes finement hachées. Ajoutez une petite poignée de noisettes. Au moment de déguster, arrosez du jus d'une orange et ajoutez 2 c. à s. de cassis (frais ou surgelé).
- Fromage blanc + *confiture de quetsches sans sucre ajouté.* Dénoyautez 400 g de quetsches (fraîches ou surgelées), versez-les dans une casserole à fond épais avec le jus de 1 citron et

25 cl de jus de raisin. Portez à ébullition puis baissez le feu et laissez frémir 40 minutes à découvert en remuant souvent. Incorporez 2 c. à c. de cannelle en poudre et mélangez. Ébouillantez 1 pot à confiture, versez la préparation et retournez le pot jusqu'à complet refroidissement.

9 HEURES

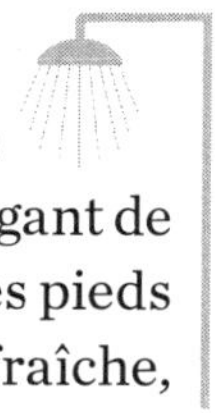

Pure douche. Sus aux vieilles peaux ! Juste avant de prendre votre douche, enfilez le gant de crin et frictionnez-vous avec douceur, des pieds à la tête. Terminez par un jet d'eau bien fraîche, au moins sur les jambes.

Opération détente. Comme hier, rangez vos appareils électroniques. Allongez-vous sur le dos, en étoile de mer (les bras et les jambes en V). Tout en inspirant profondément, contractez au maximum la totalité de votre corps, des doigts de pieds jusqu'aux muscles du visage pendant 5 secondes. Relâchez la tension en expirant à fond. Faites une pause si besoin, puis recommencez l'exercice 2 fois (soit 3 fois au total).

10 HEURES

Gym cool. Debout, pieds parallèles et très écartés (plus que la largeur des hanches), mains posées sur les cuisses. Sur l'expiration : fléchissez la jambe droite, jambe gauche tendue, pieds toujours bien parallèles et talons au sol. Gardez la position quelques secondes. Sur l'inspiration : revenez à la position initiale. Recommencez de l'autre côté, en fléchissant la jambe gauche. Faites une série de 20.

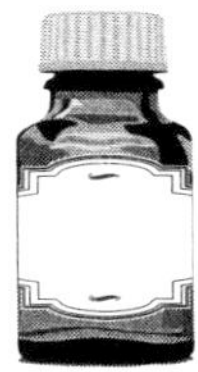

Coup de pouce aroma. Respirez à même le flacon d'huile essentielle de géranium bourbon. L'huile essentielle de géranium est un remarquable équilibrant hormonal et nerveux.

11 HEURES

Jus vert zen. Mettez dans le blender la chair de ½ avocat, 1 poignée de mâche, 1 poignée de persil, le jus de ½ citron, 1 cm de racine de gingembre pelée, 1 c. à c. de spiruline (en poudre ou en paillettes). Mixez jusqu'à obtention d'une consistance homogène. Ajoutez 10 cl d'eau gazeuse bien fraîche, remuez la cuillère.

⊕ ***e-détox.*** Vous tournez en rond et vous avez une envie irrésistible d'écran ? Inspirez au flacon d'huile essentielle de bergamote 5 fois de suite, en comptant à chaque fois jusqu'à 5. Cette huile essentielle aide à libérer des envies compulsives et des habitudes.

12 HEURES

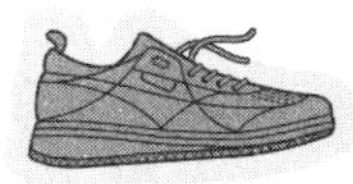

Marche tonique. ½ heure de marche tonique quotidienne pour se débarrasser de ses calories en trop, c'est facile, et cela fonctionne aussi avec 30 minutes de vélo !

13 HEURES

Déjeuner

- *Rillettes de sardines.* Égouttez le contenu d'une boîte de sardines à l'huile. Écrasez-les à la fourchette avec 1 c. à s. de fromage frais à tartiner, 1 c. à s. de jus de citron, 1 c. à s. de ciboulette ciselée et du poivre. Servez avec des toasts de pain complet.
- Plateau de fruits de mer : 6 huîtres, 10 bulots, ½ tourteau
- *Soupe de cerises.* Versez dans le bol du blender 100 g de cerises dénoyautées (fraîches ou surgelées), 2 c. à c. d'eau de rose et mixez jusqu'à obtenir une consistance homogène. Servez frai parsemé de 1 c. à s. d'amandes effilées.

14-16 HEURES

Shadow boxing (boxe dans le vide, air boxing). Placez-vous à 1,50 mètre d'un miroir. Prenez la position d'un boxeur : la jambe d'appui en avant d'un pas, les poings serrés au niveau du visage. Dong ! Pendant 3 minutes, portez des coups de poing énergiques dans le vide, face au miroir. Récupérez votre souffle et vos forces durant 2 minutes, puis reprenez une session de coups de poing de 3 minutes. Récupérez à nouveau... Au total, faites 3 sessions. L'exercice est dur, mais très efficace. Surtout si vos enchaînements sont rapides et toniques. Variez les coups. Commencez par administrer des directs à votre adversaire imaginaire (coups droits), puis décochez-lui des crochets (coups donnés sur le côté, c'est la joue qui prend tout) et finissez-le par des uppercuts : les coups sont portés de bas en haut, c'est le menton qui trinque.

17 HEURES

Collation

- *Infusion de mélisse.* Jetez 10 feuilles de mélisse dans une tasse d'eau bouillante. Laissez infuser 5 minutes.
- 1 petite poignée d'amandes

18 HEURES

Pause évasion. Déposez une noix de crème nourrissante dans le creux d'une de vos mains. Frottez doucement vos mains l'une contre l'autre, comme pour les laver. Massez chaque doigt et insistez sur les paumes. Pensez à quelque chose d'apaisant pendant les 3 minutes de cet automassage, comme une plage que vous aimez, un jardin, une photo...

19 HEURES

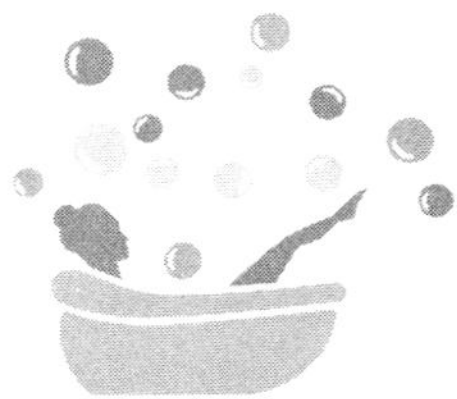

Détox cutanée lavande et géranium. Diluez 5 gouttes d'huile essentielle de lavande officinale et 5 gouttes d'huile essentielle de géranium bourbon dans 1 bouchon de base pour bain et versez dans l'eau d'un bain très chaud (38 °C). Restez-y 20 minutes avant de vous sécher sans rincer.

20 HEURES

Dîner

- *Crème de céleri.* Mettez à cuire ¼ de céleri-rave coupé grossièrement, ¼ d'oignon dans 25 cl d'eau pendant 15 minutes. Quand les légumes sont tendres, mixez-les. Ajoutez 1 cuillère à soupe de purée d'amandes blanche (en boutique bio) délayée dans un peu d'eau. Salez et parsemez de persil ciselé.

- Pâtes complètes au saumon fumé (2 tranches), huile de colza, aneth
- *Clémentines à la fleur d'oranger.* Pelez 2 clémentines et séparez les segments. Mettez-les dans une casserole avec 25 g de cranberries séchées et 10 cl d'eau. Chauffez à feu doux pendant 5 minutes. Hors du feu ajoutez ½ c. à s. d'eau de fleur d'oranger. (Hors saison, remplacez les clémentines par 1 orange.)

21 HEURES

e-détox. Privé de télé ! Si vous ne pouvez pas vous passer de votre série (documentaire, film...) préférée, regardez-la puis fuyez la suite des programmes pour vous consacrer à une activité moins agressive. Mieux : ce soir, c'est zéro télé et le plein de loisirs ! Tricot, coloriage, tenue d'un journal, bédé, mots fléchés... sautez le pas, vous serez étonné du plaisir retiré.

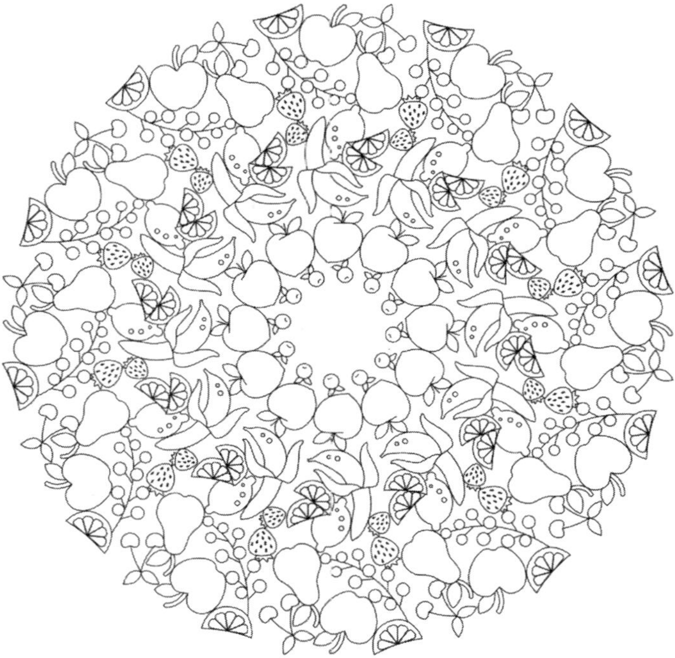

PRÉPAREZ VOTRE EAU INFUSÉE SPIRULINÉE POUR DEMAIN.

Détaillez 1 citron vert bio et 1 granny-smith bio en fines tranches. Mettez-les dans un bocal en verre avec 1 c. à c. de spiruline en poudre et recouvrez de 80 cl d'eau de source ou filtrée. Placez le bocal fermé au réfrigérateur.

22 HEURES

Réflexologie. Stimulez les points « Plexus solaire » et « Surrénales ».

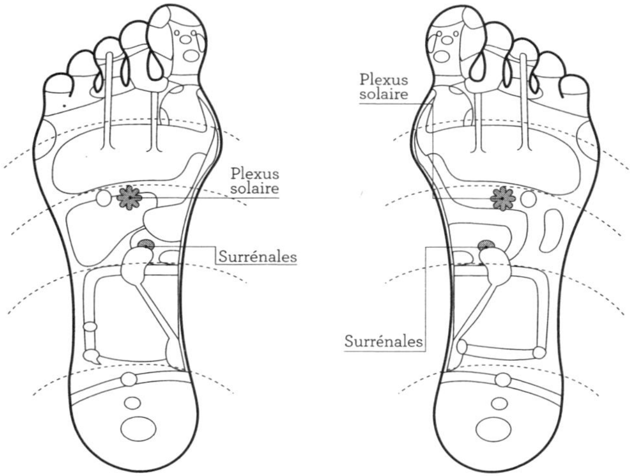

Tisane magique. Jetez 2 c. à c. de fleurs séchées d'oranger dans 20 cl d'eau bouillante. Laissez infuser 10 minutes.

23 HEURES

Au lit !

ET ENTRE LES REPAS SI VOUS AVEZ FAIM :

- → 1 ou 2 pommes bio
- → Eau infusée de concombre, gingembre et basilic à volonté

JOUR 2

Vous êtes encore avec nous ? Bravo, vous ne le regretterez pas, c'est tout votre bien-être qui vous dira merci. Nous allons poursuivre cette détox zen en mettant un turbo dans votre moteur avec du vert, du orange, du rose et même du (chocolat) noir ! Avec des combinaisons d'aliments savamment orchestrées et dynamisées par des gestes toniques, vous allez montrer à votre organisme qu'une vie sans stress, c'est possible !

7 HEURES

1 grand verre d'*Eau infusée spirulinée*

8 HEURES

Petit-déjeuner

Thé au safran. Déposez dans la théière 1 c. à c. de thé vert bio et 2 pistils de safran. Versez par-dessus 25 cl d'eau frémissante et laissez infuser 7 minutes. Le safran est antistress, baisse la pression artérielle, facilite la digestion et soulage le foie. Pas de pistils de safran ? Rabattez-vous sur un thé au jasmin.

Pain perdu à la banane. Versez dans le blender 1 œuf, 10 cl de lait de soja vanille, 1 banane bien mûre pelée et coupée en tronçons. Mixez jusqu'à obtention d'une consistance lisse et versez dans une assiette creuse. Trempez 2 tranches de pain complet dans le mélange le temps qu'elles soient bien imbibées. Chauffez 1 noisette de beurre dans une poêle et faites-y dorer les tranches de pain 3 minutes de chaque côté.

9 HEURES

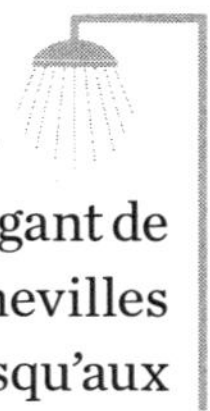

Douche écossaise détox. Avant de filer sous la douche, procédez à un gommage au gant de crin dans les règles : commencez par les chevilles et remontez en faisant des petits cercles jusqu'aux reins. Passez aux bras, toujours en remontant. Sautez dans une douche très chaude, suivie d'un rinçage à l'eau presque fraîche.

De l'air ! Debout, les pieds légèrement écartés, tendez vos bras au maximum vers le plafond en respirant à fond. Penchez-vous ensuite en avant, jusqu'à toucher le sol (ou à vous en rapprocher au maximum), sans plier les genoux, tout en vidant vos poumons. Recommencez l'exercice 3 fois. À la fin, secouez les mains, bras le long du corps, et les jambes, pieds joints, afin de lâcher la tension.

10 HEURES

Gym antistress. Debout, écartez vos pieds de la largeur de votre bassin et gardez-les parallèles. Prenez une bonne inspiration, levez les bras au-dessus de la tête et étirez-vous. En expirant, penchez-vous en avant et laissez vos bras pendre vers le sol. Fléchissez un peu vos genoux pour éviter de trop étirer l'arrière des jambes. Veillez à ce que vos genoux restent bien parallèles. Pour détendre le haut du corps, tenez vos coudes, comme si vous vous berciez. Cela « leste » le buste et permet d'aller plus loin dans l'inclinaison en avant. Respirez profondément et régulièrement. Pour remonter, lâchez vos bras et déroulez lentement votre colonne. Répétez l'exercice au moins deux fois. Essayez de maintenir la posture un peu plus longtemps à chaque fois.

11 HEURES

Jus vert cool. Mettez dans le blender 1 poire pelée et épépinée, 1 poignée de pousses d'épinards, ½ cuillère à café de cannelle en poudre, le jus de ½ orange. Mixez jusqu'à obtention d'une consistance lisse. Ajoutez 10 cl d'eau fraîche et mélangez.

Pause soupape. Une soudaine envie d'éliminer l'un de vos congénères ? Frottez énergiquement vos mains l'une contre l'autre jusqu'à ce qu'elles chauffent. Fermez les yeux et posez la paume de vos mains sur vos paupières. Respirez profondément et calmement le temps que vos paumes soient refroidies.

12 HEURES

e-détox. Vos infos télévisées vous manquent ? Allez acheter un journal au pas de course.

En piste. Sortez faire une marche de 30 minutes. Allez ! on vous accompagne. Nous serons la petite voix qui vous motive au rythme de vos pas. 1, 2, 3, 4, l'activité physique fait baisser la pression artérielle. 5, 6, 7, 8 : elle réduit les graisses abdominales. 9, 10, 11, 12 : elle augmente le bon cholestérol (HDL). 13, 14, 15, 16 : elle a un effet direct de mieux-être général, sur le plan du psychisme comme du physique. 17, 18, 19, 20 : elle améliore l'insulino-sensibilité (et donc, agit sur l'équilibre glycémique). 21, 22, 23, 24...

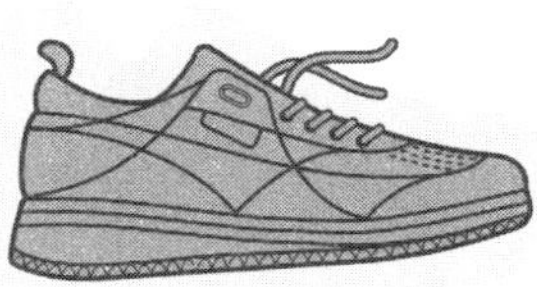

13 HEURES

Déjeuner

- *Salade orange fenouil.* Détaillez 1/4 de bulbe de fenouil en fines lamelles. Arrosez-le d'un filet de jus de citron. Pelez à vif 1 orange, détachez les segments. Disposez sur une assiette, arrosez de 1 c. à s. d'huile d'olive et saupoudrez de 1 c. à c. de graines de cumin.
- *Quinoa aux crevettes.* Faites revenir 1 petite échalote avec un filet d'huile d'olive dans une poêle. Versez 80 g de quinoa et laissez cuire jusqu'à ce qu'il devienne transparent. Ajoutez petit à petit 30 cl de bouillon de légumes, en remuant sans cesse. Quand le quinoa est cuit, incorporez 80 g de crevettes cuites et décortiquées et parsemez de graines de sésame.
- *Poire pochée.* Portez à ébullition 50 cl de jus de raisin rouge avec 1/2 bâton de cannelle et 1/2 gousse de vanille fendue dans la longueur. Laissez réduire 20 minutes à feu vif. Déposez 1 poire mûre et pelée dans le sirop et laissez cuire à feu doux pendant 10 minutes en retournant le fruit de temps en temps. Ôtez la poire quand elle est cuite et faites réduire le jus 10 minutes.

14-16 HEURES

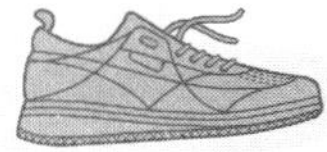

Marche comptabilisée. Dehors c'est mieux : une petite marche d'une heure au minimum, c'est bon pour la digestion. Et si vous achetiez un podomètre ? Vous vous promenez (ou allez chercher le mouton à cinq pattes dans un vide-greniers), il comptabilise vos pas. Cela vous donnera une idée du temps qui vous est nécessaire pour décrocher les 10 000 pas santé préconisés (un peu moins de 2 heures de marche environ). Attention, on se prend vite au jeu !

17 HEURES

Collation

- *Soda orange.* Râpez les zestes de 1 orange bio, jetez-les dans une casserole avec 10 cl d'eau de source et laissez bouillir 5 minutes avant de filtrer la préparation refroidie. Ajoutez le jus de l'orange. Versez dans un grand verre et complétez d'eau gazeuse.
- 5 amandes, 5 noix

18 HEURES

Yoga relax. Debout, pieds joints, fléchissez légèrement les genoux vers l'avant tout en poussant les fesses en arrière (comme si vous vous apprêtiez à vous asseoir). Levez les bras dans le prolongement du dos et joignez les mains en croisant les doigts.

Gardez les talons fermement appuyés au sol et tirer les bras au maximum vers le ciel en maintenant le ventre contracté. Tenez la posture sur 3 respirations complètes et augmentez la durée au fur et à mesure de votre entraînement.

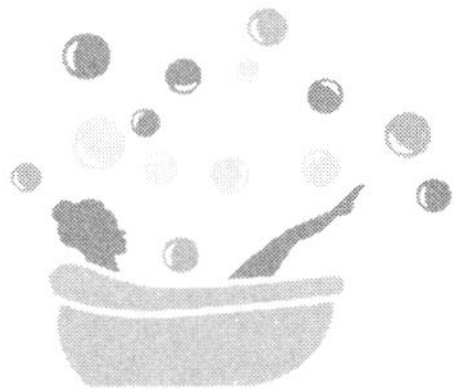

19 HEURES

Détox cutanée au cyprès. Diluez 10 gouttes d'huile essentielle de cyprès de Provence dans 1 bouchon de base pour bain et versez dans l'eau très chaude (38 °C). Barbotez 20 minutes avant de vous sécher sans rincer.

20 HEURES

Dîner

- *Bouillon tout vert.* Détaillez 2 carottes et 1 branche de céleri en petits dés, émincez 1 oignon nouveau. Chauffez 1 c. à s. d'huile d'olive dans une cocotte, faites-y revenir l'oignon et la moitié des carottes pendant 2 minutes. Ajoutez 1 poignée de cresson et ½ bouquet de persil plat. Salez, poivrez et poursuivez la cuisson 1 minute. Recouvrez d'eau à hauteur et laissez frémir 20 minutes sans couvercle. Servez parsemé de dés de carotte et de céleri crus.

- Pavé de cabillaud, *carottes à la coriandre,* riz basmati. Faites cuire 200 g de carottes coupées en rondelles à la vapeur pendant 5 minutes. Parsemez de coriandre ciselée et de graines de sésame.
- Salade de fraises, filet de citron, basilic ciselé

21 HEURES

e-détox. Vos appareils (téléphone, télé, ordi, tablette) sont toujours débranchés ? Bravo ! Récompensez-vous avec ce massage antistress. Appliquez 2 gouttes d'huile essentielle de marjolaine des jardins sur la face interne des poignets et sur le plexus solaire ½ heure avant de filer sous la couette.

Attaque de sucre. C'est l'heure où, habituellement, vous vous lovez dans le canapé, un sac de bonbons Haribo dans une main, la télécommande de la télé dans l'autre. Les routines ont la vie dure... Buvez un verre d'*Eau infusée spirulinée* et profitez de ce moment pour réfléchir à la tonne de choses que vous avez à faire pour la maison. Vous allez vous fixer trois objectifs (pas plus) pour la semaine prochaine. Ils doivent être réalistes par rapport à votre emploi du temps et assez précis pour accaparer tout votre intérêt. Par exemple : mardi, je trie les vieux magazines qui s'empilent dans le salon ; jeudi, grande lessive literie ; dimanche, je vais au vide-greniers à la recherche d'un portemanteau…

22 HEURES

Massage énergétique. Pressez le point réflexe « Nervosité ».

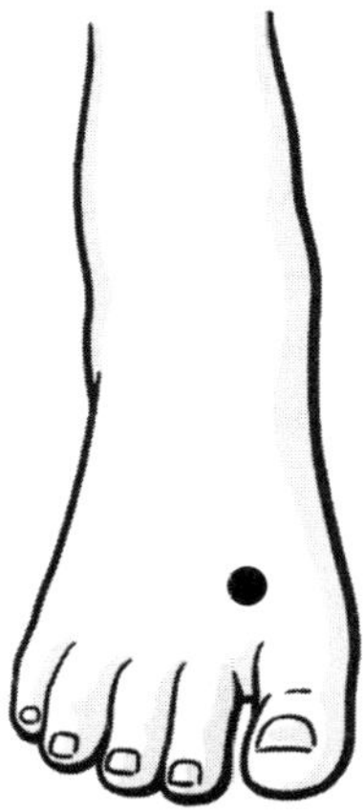

Café blanc magique. Versez 1 c. à c. d'eau de fleur d'oranger dans une tasse d'eau chaude et buvez bien chaud.

23 HEURES

Au lit !

ET ENTRE LES REPAS SI VOUS AVEZ FAIM :

- 1 ou 2 pommes bio
- Eau infusée spirulinée à volonté

Détox • 5

WEEK-END DÉTOX TAILLE FINE

Imaginez un week-end où tout est étudié, heure par heure, pour redonner à votre corps l'envie de se purifier et qui, au bout du compte, vous déleste aussi de quelques kilos ! Non, ça n'est pas de la science-fiction, vous allez vivre cette double mission pour le plus grand plaisir de vos entournures, souvent alourdies par les mauvaises habitudes alimentaires, et de votre digestion, qui va y trouver une seconde jeunesse en ne laissant plus entrer les tox.

Il vous faudra

VOS ALIMENTS :

- ❑ Agar-agar
- ❑ Aiguillettes de canard (150 g)
- ❑ Ananas (1)
- ❑ Asperges (8)
- ❑ Aubergine (1)
- ❑ Banane (1)
- ❑ Bicarbonate
- ❑ Bouillon de légumes bio
- ❑ Café
- ❑ Cannelle en poudre
- ❑ Céleri branche (1)
- ❑ Chocolat noir (1 tablette)
- ❑ Chou kale (1)
- ❑ Citrons bio (4)
- ❑ Citron vert (1)
- ❑ Clémentine (1)
- ❑ Crème de coco (1 briquette)
- ❑ Curcuma
- ❑ Dinde (1 blanc)
- ❑ Eau de coco
- ❑ Eau de fleur d'oranger
- ❑ Eau gazeuse (1 bouteille)
- ❑ Échalote (1)
- ❑ Épinards (pousses 1 poignée)
- ❑ Fenouil (1)
- ❑ Flocons d'avoine (1 paquet)
- ❑ Gingembre frais (1 cm)
- ❑ Graines de sésame (1 sachet)
- ❑ Graines de tournesol (1 sachet)
- ❑ Haricots verts (200 g)
- ❑ Huile d'olive
- ❑ Huile de colza
- ❑ Huile de noix
- ❑ Kiwi (1)
- ❑ Lait d'amande (1 pack)
- ❑ Lentilles corail (1 paquet)
- ❑ Mangues (2)
- ❑ Moutarde
- ❑ Noix (1 sachet)
- ❑ Noix de coco râpée (1 sachet)
- ❑ Oignon (1)
- ❑ Oranges bio (5)
- ❑ Pain de seigle
- ❑ Papaye (1)
- ❑ Persil plat (1 bouquet)
- ❑ Piment
- ❑ Poire (1)
- ❑ Poivre de Cayenne
- ❑ Polenta précuite (1 paquet)
- ❑ Pommes bio (7)
- ❑ Pomme de terre (1)

- ❑ Purée d'amandes
- ❑ Radis (1 botte)
- ❑ Riz complet (1 paquet)
- ❑ Salade verte (1)
- ❑ Saumon fumé (2 tranches)
- ❑ Sel de céleri
- ❑ Sirop d'érable (1 flacon)
- ❑ Spiruline en poudre
- ❑ Thé vert bio
- ❑ Tomate (1)
- ❑ Vinaigre de cidre

VOS TISANES :

- ❑ Camomille
- ❑ Fleurs de sureau
- ❑ Passiflore
- ❑ Tilleul

VOS HUILES ESSENTIELLES ET PRODUITS BIEN-ÊTRE/BEAUTÉ (EN MAGASINS BIO) :

- ❑ Alcool à 70°
- ❑ Base pour bain
- ❑ Essence de citron
- ❑ Essence de pamplemousse
- ❑ Huile essentielle de cyprès de Provence
- ❑ Huile essentielle de fenouil
- ❑ Huile essentielle de genièvre
- ❑ Huile essentielle de lavande vraie
- ❑ Huile essentielle de romarin à cinéole
- ❑ Huile végétale de jojoba
- ❑ Huile végétale de macadamia
- ❑ Sels d'Epsom

VOS ACCESSOIRES (INDISPENSABLES) :

- ❑ Baskets
- ❑ Bâtons de marche nordique
- ❑ Blender
- ❑ Bocal en verre de 1 litre
- ❑ Corde à sauter
- ❑ Crayons de couleur
- ❑ Gant de crin
- ❑ Maillot de bain
- ❑ Pot à confiture

VENDREDI SOIR : **PRÉPARER VOTRE EAU INFUSÉE MANGO SUPERDÉTOX POUR DEMAIN**

Pelez 1 mangue et détaillez sa chair en cubes. Coupez 1 citron bio en fines rondelles. Mettez les fruits dans un bocal en verre, versez 80 cl d'eau de source ou filtrée. Placez le bocal fermé au réfrigérateur.

JOUR 1

Prêt pour le grand ménage ? On ne va pas vous lâcher jusqu'à ce soir. Au programme : de l'eau, de l'eau, de l'eau, une assiette gourmande et experte en élimination, des astuces pour bouter tous les tox hors de votre corps et des moments cocooning où il fera bon vous retrouver, au naturel.

7 HEURES

1 grand verre d'*Eau infusée Mango superdétox*

8 HEURES

Petit-déjeuner

- *Thé détox* (voir p. 78)
- *Toasts spirulinés.* Tartinez 2 petites tranches de pain de seigle toastées avec de la purée d'amandes. Parsemez de graines de tournesol et de ½ c. à c. de spiruline en poudre.

e-détox. Pour couper les ponts avec votre ordinateur, éteignez-le totalement au lieu de le laisser en veille. Le temps de démarrage devient dissuasif... vous ne l'allumerez plus qu'à bon escient !

9 HEURES

Douche déstockage. Juste avant de prendre votre douche, enfilez un gant de crin et faites des petits mouvements circulaires sur peau sèche, en partant des chevilles et en remontant vers le cœur. Insistez sur les zones à « stockage », mais ne vous escrimez pas le premier jour, c'est la répétition de l'exercice qui donne les meilleurs résultats.

Automassage cuisses et mollets fuselés. Mélangez 10 gouttes d'essence de citron, 5 gouttes d'huile essentielle de cyprès et 5 gouttes d'essence de pamplemousse dans 10 ml d'huile végétale de macadamia. En sortant de la douche ou du bain, appliquez le mélange sur les jambes. Formez une pince avec votre main et saisissez un gros pli de peau du milieu de votre cuisse. Maintenu entre votre pouce et vos doigts, faites rouler le pli vers l'extérieur de la cuisse en déplaçant votre main-pince, sans le lâcher, comme une vague : c'est le fameux « palper-rouler » des instituts de beauté. Même traitement pour les mollets, en un peu plus musclé (car généralement moins douloureux). Enfin, malaxez doucement à pleine main l'intérieur de la cuisse, du genou jusqu'en haut. Changez de jambe. Seule la régularité de ce massage apportera le résultat convoité... mais que sont 10 minutes deux fois par semaine, quand il s'agit de s'offrir des cuisses lisses et fermes ? Attention : même s'il est ferme, le massage ne doit jamais être douloureux.

10 HEURES

Gym gainante. Allongé sur le ventre, les bras le long du corps, le front au sol. Sur l'inspiration, soulevez la poitrine et la tête en étendant les bras en croix, rapprochez les omoplates. Sur l'expiration, serrez les fessiers, décambrez et plaquez votre ventre au sol. Répétez 10 fois l'exercice.

11 HEURES

Jus vert taille de guêpe. Rincez 1 branche de céleri avec les feuilles, coupez-la en tronçons. Pelez 1 kiwi, pressez 1 citron vert. Versez tous ces ingrédients dans le bol du blender, ajoutez 1 pincée de sel de céleri et mixez jusqu'à obtenir une consistance homogène.

12 HEURES

En piste. Dégainez vos bâtons et sortez pour 1 heure de marche nordique (voir p. 89).

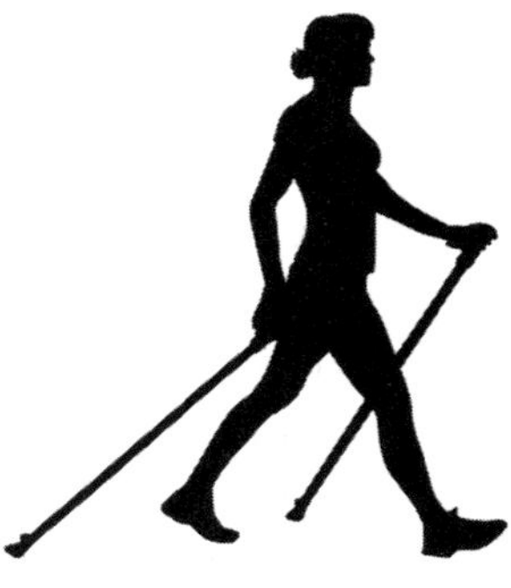

13 HEURES

Déjeuner

- Asperges, *vinaigrette détox* (voir p. 81)
- Aiguillettes de canard, haricots verts
- *Salade de fruits à la fleur d'oranger.* Détaillez 1 poire en dés et 1 clémentine en tranches. Saupoudrez de cannelle, arrosez de 1 c. à s. de fleur d'oranger et parsemez de quelques éclats de noix.

14-16 HEURES

Opération chasse-gras. 1 heure de marche ou de vélo. S'il pleut, 1 heure de piscine ou de salle de sport (marche sur tapis, vélo, rameur, elliptique...).

Massage fesses toniques. Mélangez 10 gouttes d'huile essentielle de romarin à cinéole, 5 gouttes d'essence de citron et 5 gouttes d'essence de pamplemousse dans 5 ml d'alcool à 70 ° et 5 ml d'huile végétale. Secouez énergiquement avant l'application. Versez un peu du mélange dans le creux de votre main, réchauffez-le en frottant vos mains l'une contre l'autre. Comme les cuisses, les fesses ont tendance à stocker, faites un « palper-rouler » en saisissant un pli en haut de la partie externe de la cuisse et en le remontant jusqu'en haut de la fesse. Répétez l'opération 3 fois sur chaque fesse. Saisissez vos fesses à pleines mains et pétrissez-les fermement. Ça chauffe ? Tant mieux ! Mais ça ne doit pas faire mal.

17 HEURES

Collation

- *Boisson magique.* Versez 1 c. à c. de poudre d'agar-agar dans 20 cl de thé vert bio et laissez frémir 2 minutes. Ajoutez 1 c. à c. de cannelle en poudre. Buvez sans attendre que la boisson refroidisse, car une fois tiédie, elle va se gélifier sous l'action de l'agar-agar.

18 HEURES

Yoga sveltesse. Debout, les pieds joints, bras le long du corps, inspirez profondément en gonflant le ventre ; rentrez-le sur l'expiration. Bloquez votre souffle trois secondes, puis recommencez le cycle inspiration – expiration – blocage dix fois de suite.

19 HEURES

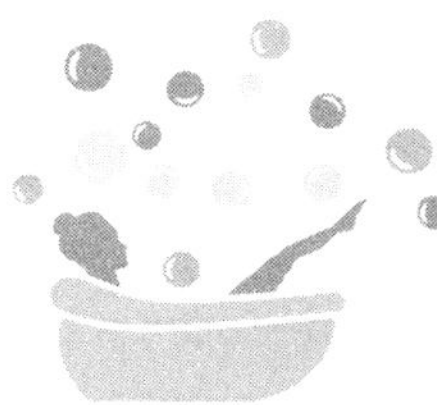

Détox cutanée au pamplemousse. Diluez 10 gouttes d'huile essentielle de pamplemousse dans 1 bouchon de base pour bain et versez dans l'eau très chaude (38 °C). Restez-y 20 minutes puis séchez-vous sans vous rincer. Attention : l'huile essentielle de pamplemousse peut faire des taches sur la peau sous l'action du soleil. Si vous décidez de prendre votre bain le matin : privé de soleil !

20 HEURES

Dîner

- *Soupe verte spirulinée.* Dans une casserole, chauffez 1 c. à s. d'huile d'olive, faites-y revenir 1 petit oignon émincé, 1 pomme de terre pelée et coupée en cubes et 2 feuilles de chou kale ou frisé pendant 5 minutes en remuant. Ajoutez 10 cl de crème de coco et 20 cl d'eau et poursuivez la cuisson 5 minutes. Versez le tout dans le bol du blender et mixez jusqu'à obtention d'une consistance homogène. Saupoudrez une pincée de spiruline.
- *Steak de polenta,* salade verte. Portez à ébullition 25 cl de bouillon de légumes puis versez 100 g de polenta précuite. Remuez sans cesse jusqu'à épaississement de la polenta. Étalez-la sur 1 cm de hauteur, à la spatule sur une plaque, lissez-la bien et parsemez-la de graines de sésame. Laissez refroidir pendant 1 heure puis découpez la pâte en carrés. Faites-les dorer avec ½ c. à s. d'huile d'olive dans une poêle bien chaude 2 minutes de chaque côté.

Compote de pommes à la cannelle. Pelez et épépinez 2 pommes bio, coupez-les en morceaux et faites-les cuire dans une casserole avec un fond d'eau, 10 minutes sur feu moyen, en mélangeant régulièrement. Écrasez-les à la fourchette et ajoutez ¼ de c. à c. de cannelle en poudre. Laissez tiédir.

21 HEURES

e-détox en famille. Trop de pression familiale pour éteindre la télé ? Organisez un jeu ! Pictionnary, Monopoly, jeu des Post-It, du dictionnaire, jeu des portraits chinois, jeu de piste... faites appel à votre imagination !

PRÉPAREZ VOTRE EAU INFUSÉE ZESTE DÉTOX POUR DEMAIN

Pressez 4 oranges bio et râpez les zestes. Jetez ces derniers dans une casserole avec 15 cl d'eau de source ou filtrée et laissez bouillir 5 minutes. Versez l'infusion refroidie dans un bocal en verre, ajoutez le jus des oranges et 60 cl d'eau gazeuse. Placez le bocal fermé au réfrigérateur.

22 HEURES

Réflexologie. La réflexologie favorise le processus d'élimination du corps, seul aux commandes pour finalement décider si votre peau d'orange va s'atténuer... ou pas. Stimulez n'importe lequel de ces points, plusieurs fois dans la journée.

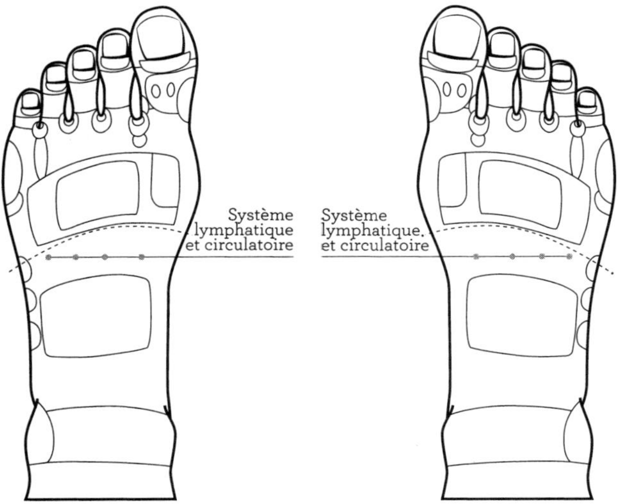

Tisane magique. Jetez 1 c. à s. de fleurs de sureau dans une tasse d'eau bouillante. Laissez infuser 10 minutes. Filtrez.

Ménage e-détox. Pour passer une bonne nuit, activez la fonction « Ne pas déranger » de votre mobile, par exemple pour ne pas que votre iPhone sonne entre 22 heures et 7 heures du matin. Si c'est vraiment indispensable, vous pouvez demander que les numéros de vos correspondants favoris restent actifs, pour le cas où...

23 HEURES

Au lit !

ET ENTRE LES REPAS SI VOUS AVEZ FAIM :

- → 1 ou 2 pommes bio
- → Eau infusée Mango superdétox à volonté

JOUR 2

Alors ? On parierait que vous y voyez plus clair, dans cette maison que vous aviez un peu laissée à l'abandon… Et même que vous ressentez déjà les bénéfices d'avoir repris votre hygiène de vie en main ! Vous allez découvrir des recettes simples, savoureuses et efficaces, des rythmes qui vont doper votre énergie, des gestes malins pour ne pas retomber dans vos travers et peut-être même prendrez-vous conscience de ce qui n'allait pas. Et ça, c'est une assurance vie à long terme !

7 HEURES

1 grand verre d'*Eau infusée zeste détox*

8 HEURES

Petit-déjeuner

- Thé vert bio nature
- 3 c. à s. de flocons d'avoine, lait d'amande
- 1 papaye

e-détox. Modifiez les réglages vous avertissant au moindre tweet, commentaire Facebook, partage sur Instagram, demande sur LinkedIn, etc. Faites le ménage dans vos « amis » et bloquez ceux avec lesquels vous n'avez pas de véritable échange.

9 HEURES

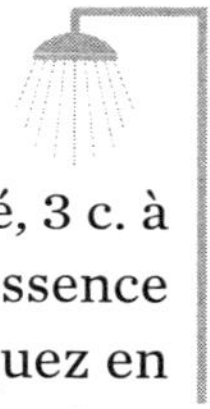

Douche exfoliante anticellulite. Faites un mélange avec 3 c. à s. de marc de café, 3 c. à s. d'huile de macadamia et 4 gouttes d'essence de citron. Amalgamez bien puis appliquez en petits mouvements circulaires sur les jambes, en insistant un peu sur les zones « encombrées » ou à risque : genoux, cuisses, fesses, hanches, ventre, bras… Rincez à l'eau tiède. Attention, cette essence peut faire des taches sur la peau sous l'action du soleil.

Automassage ventre plat. Mélangez 2 gouttes d'essence de citron, 1 goutte d'huile essentielle de genièvre et 1 goutte d'huile essentielle de fenouil avec 5 ml d'huile végétale de macadamia. Versez le mélange dans le creux de votre main, réchauffez-le en frottant vos mains l'une contre l'autre, puis pétrissez longuement toute la zone de l'abdomen. Utilisez vos deux mains et malaxez votre taille pour l'affiner et l'assouplir.

10 HEURES

Prise d'air. Assis à terre, les bras en arrière, une longueur de main entre le bassin et les doigts, les mains au sol écartées de la largeur des épaules, les doigts vers l'avant, les coudes fléchis, la tête relâchée en avant. Sur l'inspiration tendez les bras, creusez votre dos, ouvrez le thorax, tête en arrière. Sur l'expiration, revenez. Répétez 5 fois.

11 HEURES

Jus vert bikini. Récupérez la chair de ½ mangue. Pelez ½ banane et coupez-la en tronçons. Mettez-les dans le bol du blender avec 1 petite poignée de pousses d'épinards et 10 cl d'eau de coco. Mixez jusqu'à obtention d'une consistance lisse.

12 HEURES

Récréation. La corde à sauter n'est pas seulement une relique « doudou » de votre enfance. Elle peut devenir la meilleure amie de votre corps ! Faites tourner la corde et sautez sur un seul pied à chaque rotation : 2 fois du pied droit, 2 fois du pied gauche, pendant 30 secondes. Récupérez 1 minute et refaites 5 séries.

13 HEURES

Déjeuner

- Radis à la croque au poivre
- Émincé de dinde, tomates, aubergines, piment, curcuma et riz complet
- *Infusion de gingembre,* 5 amandes. Pelez et râpez un morceau de gingembre frais de 1 cm. Versez 20 cl d'eau filtrée frémissante

par-dessus et laissez infuser 10 minutes avant de filtrer.

14-16 HEURES

Course choc. Commencez par courir à une allure tranquille. Au bout de 15 minutes, piquez un sprint pendant 30 secondes. Respirez bien. Courez à nouveau à allure moyenne pendant 5 minutes, puis sprintez pendant 30 secondes. Et recommencez une troisième fois ce cycle alterné.

Massage bras raffermis. Mélangez 10 gouttes d'essence de citron dans 5 ml d'huile végétale de jojoba. Versez un peu du mélange dans le creux de votre main, puis frictionnez l'intérieur de votre bras vigoureusement, en partant du coude et en remontant vers l'épaule. Pétrissez ensuite énergiquement l'extérieur du bras, en pinçant le triceps, toujours en direction du cœur. Changez de bras.

17 HEURES

Collation

Thé détox (voir p. 78)

2 tranches d'ananas frais

18 HEURES

Yoga Musclor. Debout, pieds joints, fléchissez légèrement les genoux vers l'avant tout en poussant les fesses en arrière (comme si vous vous apprêtiez à vous asseoir). Levez les bras dans le prolongement du dos et joignez les mains en croisant les doigts. Gardez les talons fermement appuyés au sol et tirer les bras au maximum vers le ciel en maintenant le ventre contracté. Tenez la posture sur 3 respirations complètes et augmentez la durée au fur et à mesure de votre entraînement.

19 HEURES

Détox Peaudouce à la lavande. Coulez un bain à 38 °C, versez 2 tasses de sels d'Epsom, 1 tasse de bicarbonate de soude, ¼ de tasse de vinaigre de cidre de pomme et 10 gouttes d'huile essentielle de lavande officinale. Brassez l'eau pour mélanger tous les ingrédients et étendez-vous dans la baignoire pour 30 minutes de détente. Gardez votre bocal d'eau infusée à portée de main pour vous hydrater régulièrement.

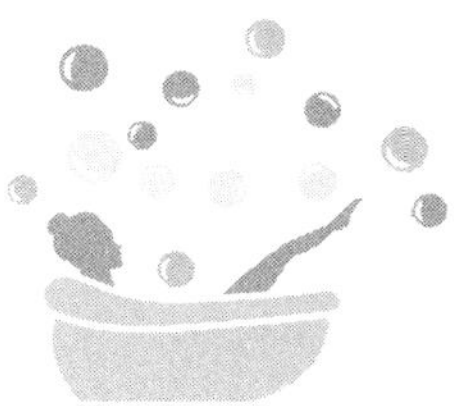

20 HEURES

Dîner

- *Salade lentilles, fenouil au saumon fumé.* Faites cuire 60 g de lentilles corail dans une casserole d'eau froide pendant 15 minutes avant de les égoutter. Dans un saladier, mélangez ½ échalote émincée, 1 c. à c. de moutarde, le jus de ½ orange, 1 c. à s. d'huile de noix, 1 c. à c. de curcuma, du sel et du poivre. Ajoutez ½ bulbe de fenouil râpé, les lentilles et 2 tranches de saumon fumé détaillées en lanières. Parsemez de persil ciselé.
- Pomme râpée parsemée de noix de coco râpée.

21 HEURES

e-détox. Tous les appareils sont bien éteints ? Détendez-vous avec ce petit coloriage.

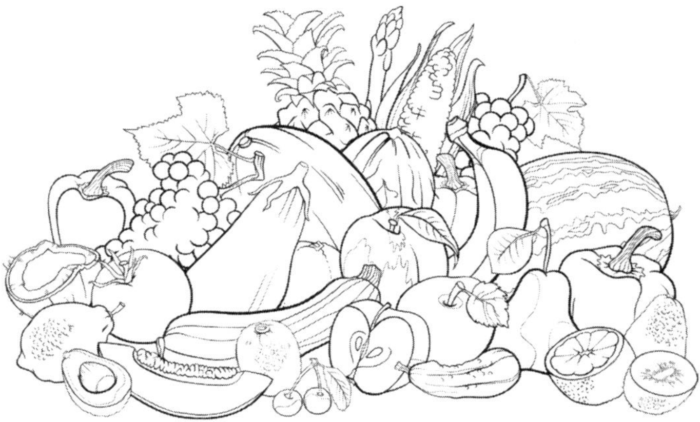

22 HEURES

Massage énergétique. Stimulez les points indiqués ici.

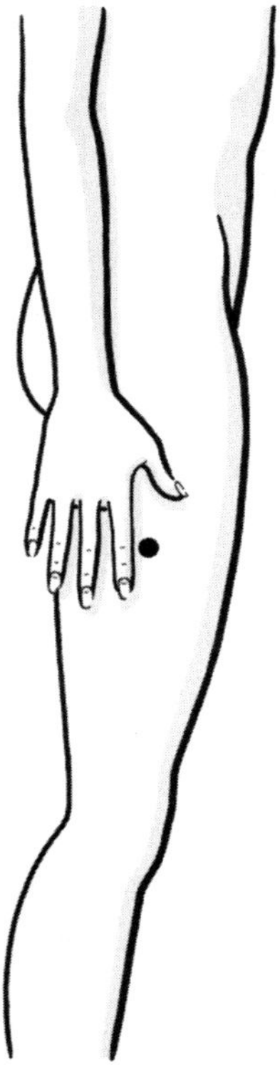

DO IN ANTI-CULOTTE DE CHEVAL

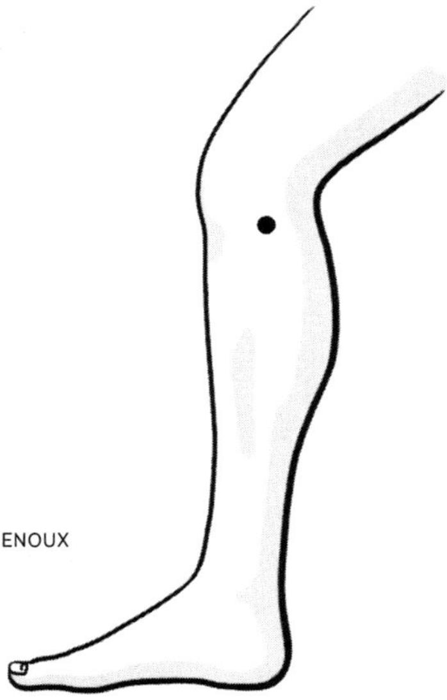

DO IN ANTICELLULITE GENOUX

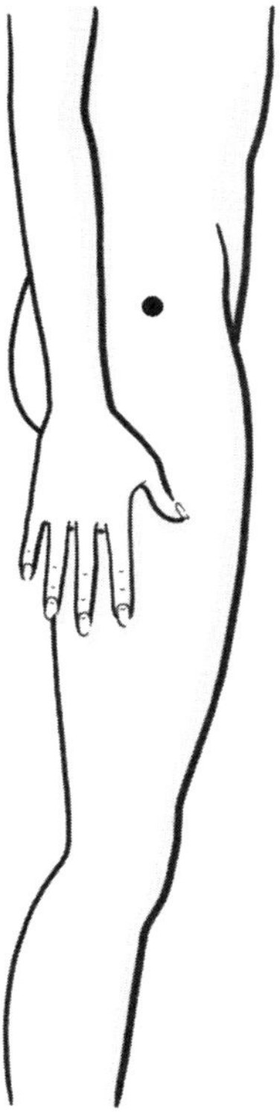

DO IN ANTICELLULITE HANCHES

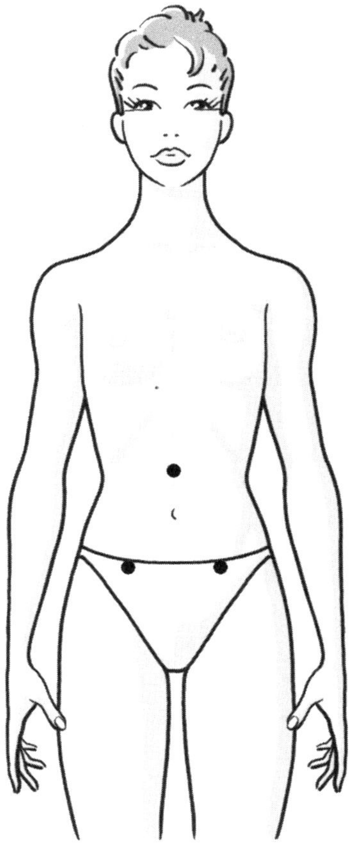

DO IN ANTICELLULITE VENTRE

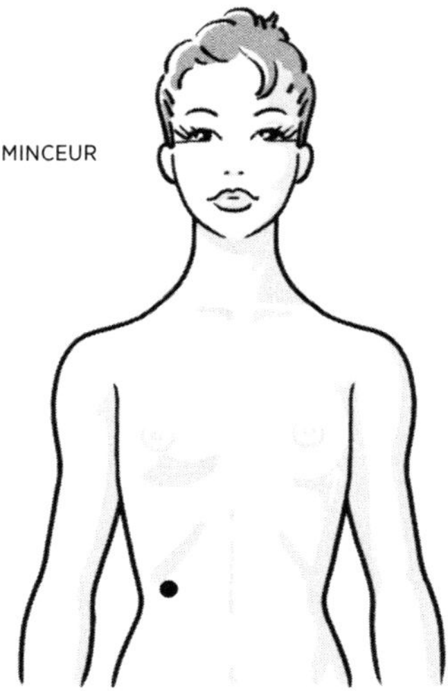

Tisane magique. Dans une tasse d'eau bouillante, versez 1 pincée de passiflore, 1 pincée de camomille et 1 pincée de tilleul. Couvrez et laissez infuser 5 minutes. Filtrez et buvez ½ heure avant d'aller vous coucher.

23 HEURES

Au lit !

ET ENTRE LES REPAS SI VOUS AVEZ FAIM :

- 1 ou 2 pommes bio
- Eau infusée zeste détox à volonté

TABLE DES MATIÈRES

SOMMAIRE **5**

INTRODUCTION **7**

Pourquoi une détox ? 8
Une détox, d'accord mais quand ? 9
Pourquoi ces aliments-là ? 9
Pourquoi le week-end ? 10
Un week-end détox, ça suffit ? 11
Pause détox pour tous ! 13
Du coup de fatigue au « fardeau toxique » 14
Le grand ménage intérieur 15
Avez-vous besoin d'un week-end détox ? 18
Mini-test à remplir sans réfléchir 18
Comment le corps se détoxique ? (mécanismes physiologiques de détoxication) 20

11 CHOSES À CHANGER DANS VOTRE VIE **23**

Conseil détox n° 1 : allégez votre alimentation 23
Conseil détox n° 2 : buvez beaucoup, beaucoup ! 26
Conseil détox n° 3 : chouchoutez vos intestins et votre flore intestinale 29
Conseil détox n° 4 : faites le plein de chlorophylle 32
Conseil détox n° 5 : mangez des enzymes 35
Conseil détox n° 6 : faites vos courses correctement (la détox commence ici !) 39
Conseil détox n° 7 : recalez-vous sur vos rythmes biologiques 43
Conseil détox n° 8 : méfiez-vous des ondes électromagnétiques 45
Conseil détox n° 9 : découvrez l'art des boissons détox 48
Conseil détox n° 10 : massez vos points d'énergie (do-in) 51
Conseil détox n° 11 : perdez du poids (mais attention !) 52

LES 25 MEILLEURS ALIMENTS DÉTOX **57**

Abricot : l'expert des belles peaux 57
Ananas : super-anti-inflammatoire 57

Artichaut (feuilles et cœur) :
le protecteur n° 1 du foie 57
Asperge : super-diurétique 57
Aubergine : capteur de graisses 58
Avocat : la combinaison gagnante bon gras + bonnes fibres 58
Betterave : super-antioxydante 58
Carotte : un teint bronzé 58
Céréales complètes (riz complet, sarrasin...) : le coup de balai intestinal 58
Cerise : l'antirouille articulaire 58
Choux : les nettoyeurs de l'ADN 59
Citron : le décapeur hépatique 59
Concombre & courgette : de l'eau et des minéraux pour l'élimination rénale 59
Épinard : l'expert en protection oculaire et cardiaque 59
Graines germées : super-immunitor 59
Herbes et épices : 100 fois mieux que le sel 59
Melon : de l'eau et des molécules antioxydantes, rien d'autre ! 60
Orange & pamplemousse : les blockbusters détox de l'hiver 60
Pêche : la détox en douceur 60
Poireau : le balai magique 60

Pomme : l'aspirateur à sucre et à graisses 60
Radis noir : le bon génie de la cellule hépatique 61
Raisin : objectif confort articulaire pour la mauvaise saison 61
Thé : la green tasse détox 61
Tomate : rouge comme une détox 61

5 WEEK-ENDS DÉTOX SUR MESURE VOTRE AGENDA DÉTOX DU WEEK-END HEURE PAR HEURE 63

Qu'y a-t-il dans vos week-ends détox ? 64
Des eaux infusées 64
Des experts détox au menu 64
Des collations 65
Des exercices physiques pour muscler votre moral autant que votre corps 65
Des bains hyperthermiques (détox cutanée) 67
Des douches toniques au gant de crin 68
Des massages aux huiles essentielles 68
Des tisanes 69
Des stimulations de points de réflexologie 69
Des massages énergétiques (shiatsu ou do-in) 72

Mon premier week-end détox 75
Week-end détox digestion royale 95
Week-end détox beauté 115
Week-end détox zen 137
Week-end détox taille fine 161

RETROUVEZ ANNE DUFOUR

Sur son blog :
Biendansmacuisine.com

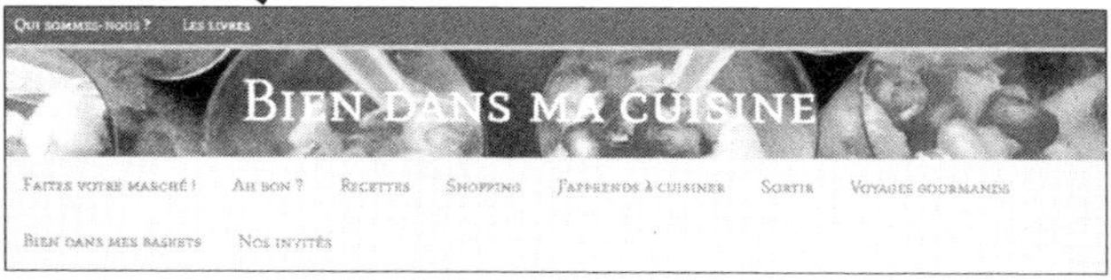

Sur sa page Facebook :
Bien dans ma cuisine by Anne Dufour

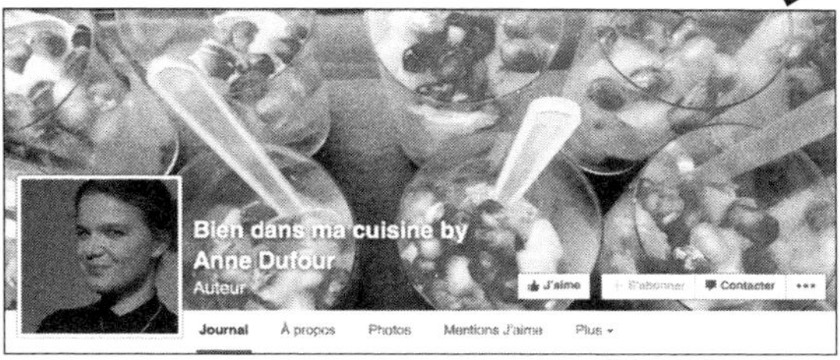

Sur sa chaîne Youtube :
En scannant ce code ou en tapant « Anne Dufour » sur Youtube.

Sur Instagram :
anne.dufour

DEMANDEZ NOTRE CATALOGUE

Pour recevoir notre catalogue au format PDF, directement sur votre messagerie, merci de nous confier vos coordonnées sur la page suivante :
http://leduc.force.com/lecteur,
ou en flashant ce code ci-contre :

Si vous préférez qu'on vous l'envoie par la Poste, merci de bien vouloir découper, photocopier ou recopier le questionnaire ci-dessous et nous le retourner complété à :

Éditions Leduc.s, 17 rue du Regard, 75006 Paris

(Pour toute commande d'ouvrage, merci de nous contacter au 01 40 52 35 35)

☐ Madame ☐ Monsieur

Prénom ....

Nom ....

Adresse Code postal ....

Ville ....

Pays ....

Date de naissance .. / .. / ....

Email ....

☐ Oui, je m'inscris à la lettre mensuelle pour recevoir des infos exclusives, des surprises et des avant-premières.

LIVRE LU ....

SITE INTERNET DES ÉDITIONS LEDUC.S

D'ores et déjà, retrouvez l'intégralité de notre catalogue sur notre site **www.editionsleduc.com**, et achetez directement ceux qui vous intéressent, au format papier ou numérique.

Conformément à la loi Informatique et Libertés du 6 janvier 1978, vous disposez d'un droit d'accès et de rectification aux données personnelles vous concernant.

TÉLÉCHARGEZ :

- Les fruits et légumes de saison : un poster à épingler sur votre frigo
- Votre programme hebdo « juicing »

Rendez-vous vite sur la page :

http://blog.editionsleduc.com/week-end-detox.html

ou scannez ce code

Pour scanner le QR code avec votre téléphone ou votre tablette, téléchargez sur votre magasin d'applications mobiles (App Store, Android market, etc.) une application permettant de lire les QR codes. Lancez l'application et visez le QR code avec l'appareil photo de votre téléphone mobile. L'application reconnaît automatiquement le QR code et vous permet de voir son contenu sur votre écran.

Vous pouvez également accéder au contenu via le lien indiqué, il vous suffira pour cela de taper ce lien directement dans la barre de recherche de votre navigateur Internet.

Achevé d'imprimer en Espagne
par BlackPrint CPI Ibérica S.L.
Sant Andreu de la Barca (08740)
Dépôt légal : mars 2016